高等医学院校实验教材

组织学与胚胎学实验指导

（供临床与非临床医学本科专业使用）

主　编　吕正梅

副主编　王盛花

编　　委（以姓氏拼音排序）

陈晓宇　陈远华　冯利杰　李　红

刘　超　吕正梅　王盛花　谢芬芬

张守兵　郑丽明　祝晓梅

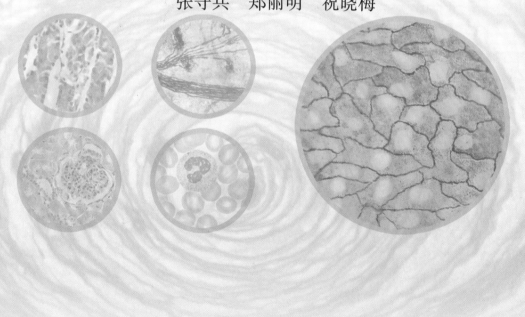

中国科学技术大学出版社

内 容 简 介

本书是为临床和非临床医学本科专业学习"组织学与胚胎学"课程而编写的实验教材,是作者在参考国内外大量文献、资料的基础上,吸收众家之长,并结合多年教学和基础研究的经验,精心组织编写而成的,内容丰富,图文并茂,讲述深入浅出,通俗易懂,非常有利于指导实验操作和结构观察。

全书24章,内容与课堂理论教学同步,并配有思考题、练习题、填图练习等,突出重点,启发思维,促进学生自主学习,对于提高读者分析问题和解决问题的能力大有裨益,适合医学院校临床与非临床医学各专业本科教育教学使用,也可供相关专业教师和医务工作者学习参考。

图书在版编目(CIP)数据

组织学与胚胎学实验指导/吕正梅主编.—合肥:中国科学技术大学出版社,2018.2(2023.12重印)

ISBN 978-7-312-04395-6

Ⅰ.组… Ⅱ.吕… Ⅲ.① 人体组织学—实验—医学院校—教学参考资料 ② 人体胚胎学—实验—医学院校—教学参考资料 Ⅳ.R32-33

中国版本图书馆CIP数据核字(2018)第006703号

出版	中国科学技术大学出版社
	安徽省合肥市金寨路96号,230026
	http://press.ustc.edu.cn
	https://zgkxjsdxcbs.tmall.com
印刷	合肥市宏基印刷有限公司
发行	中国科学技术大学出版社
经销	全国新华书店
开本	787 mm×1092 mm　1/16
印张	7.25
字数	186千
版次	2018年2月第1版
印次	2023年12月第5次印刷
印数	16001—20000册
定价	34.00元

前　　言

组织学与胚胎学是一门形态学课程,也是一门重要的医学基础课程,是学好其他医学课程的基石。实验课教学对于学好这门课程举足轻重,一本好的实验教材是保障实验课教学质量的重要基础。由于目前图书市场上的组织学与胚胎学实验教材各有自身局限性,为此我们组织安徽医科大学具有丰富教学经验的老师编写了这本《组织学与胚胎学实验指导》。本教材文字简练,选配大量组织切片实物图和胚胎模型图,图片精美,图文并茂,非常有利于指导实验操作和结构观察,并配有思考题、练习题、填图练习等,突出重点,启发思维,促进学生自主学习,注重提高读者分析问题和解决问题的能力是本书的鲜明特点。

我们在编写本书的过程中注意吸收各种同类实验教材的优点,做到人无我有,人有我新,人新我优,适用面广,指导性强。安徽医科大学陈晓蓉教授和贾雪梅教授为本书编写提出了许多宝贵意见和建议,他们严谨治学的学术态度和深厚的学术造诣,为本书的高质量出版提供了极大的帮助,在此谨向他们表示衷心的感谢!安徽医科大学基础医学院的领导和学校教学管理部门对于本书的出版给予了热情的支持和帮助,在此一并表示深切的谢忱!

限于作者水平,加上编写时间紧迫,书中难免有疏漏和不足之处,敬请同行专家和广大读者批评指正,以便于我们在将来重印或修订时加以更正,从而使之更臻完美。

吕正梅

2018年1月

目　　录

第1章 绪 论

1.1 组织学与胚胎学实验的目的

组织学与胚胎学教学和其他医学课程一样,包括理论教学和实验教学两部分。实验目的不仅在于验证理论,加深对理论内容的理解,而且使同学们能熟练地掌握光学显微镜的使用方法,进行基本技能训练;同时培养同学们实事求是的科学态度,以及独立思考、提出问题、分析问题和解决问题的能力,从而提高整体教学质量。

1.2 切片标本的一般制作方法

通常在显微镜下观察的组织或胚胎切片,是从人体和动物体中取下的小块组织,经过固定、脱水、包埋、切片和染色等步骤制作而成。通过上述步骤操作,使各种不同的组织或细胞微细结构,尽可能保持在生活时的状况。制作光学显微镜切片标本的方法很多,最常用的是石蜡切片法,简介如下:

(1) 取材:取正常新鲜材料(要求死后不超过6h,否则组织自溶),切成3mm×5mm×2mm左右的小块。

(2) 固定:将取得的组织块放入固定剂中,使组织中蛋白质迅速凝固,并尽可能保存其他成分,以保持其生活时的形态。常用固定剂有10%中性甲醛、4%多聚甲醛等。

(3) 冲洗:将多余的固定剂以流水冲洗除去。

(4) 脱水:最常用的脱水剂为酒精,用各级酒精逐步将组织内的水取代,以利于透明、浸蜡。注意:脱水的具体时间视组织块大小而定。

(5) 透明:或称脱酒精,常用二甲苯取代组织内的酒精,使组织块趋于透明。

(6) 浸蜡:将透明的组织块浸入在温箱内溶化的石蜡中(熔点69℃以下),经一定时间使二甲苯全部被石蜡取代。

(7) 包埋:将组织块和石蜡置于包埋框内冷却即成蜡块,再将蜡块修整,固定于小木块上,便可切片。

(8) 切片和粘附:载玻片先用蛋白甘油处理。用Leica切片机进行连续切片,厚5~10μm放入45℃温水中进行展片。

(9) 裱片:将蜡片在温水中展平后进行裱片,使切片粘附于载玻片上。

（10）烤片：将切片放置60 ℃温箱3～5 h，使切片粘贴牢固，待用。

（11）染色：切片标本染色的方法很多，最常用的染色法是苏木精（hematoxylin）和伊红（eosin）法，简称HE染色法。将粘附好的切片以二甲苯去蜡，并逐次移入各级酒精至水，水洗后用苏木精进行染色。0.5％盐酸酒精分色。0.5％氨水1～3 min，可加速切片蓝化。自来水冲洗10 min蓝化。脱水至80％酒精，用伊红染色。由于细胞核内的染色质和胞质内的核糖体等物质具有嗜碱性，易被碱性染料苏木精着色，染成紫蓝色，而细胞质内的普通蛋白质和细胞外胶原纤维等成分具有嗜酸性，易被酸性染料伊红着色，染成红色。

（12）脱水、透明、封固：将染好的切片标本再经各级酒精脱水，二甲苯透明后，滴加树胶，加盖玻片封固，即成永久标本。

（13）结果：细胞核染成蓝色，细胞质染成红色。

每张切片标本都必须经过一系列复杂细微的操作过程，付出了很多物质和劳动代价，希望同学们务必妥加爱护，勿使损坏。

1.3　组织学与胚胎学实验注意事项

有关显微镜的构造和使用，在生物学教科书中已经讲述过，这里着重介绍观察标本时应该注意的事项。

（1）由于切片的材料及制作过程中的种种原因，或因观察的结构在机体内处于不同生理状态，故显微镜下所观察到的结构，不一定皆系典型构造，因而在观察切片标本时，必须先用肉眼观察切片标本中组织、器官的组成和特点，再用低倍镜观察切片标本全貌，了解一般特征，找出典型结构，移到镜下视野的中央，然后换高倍镜仔细观察。

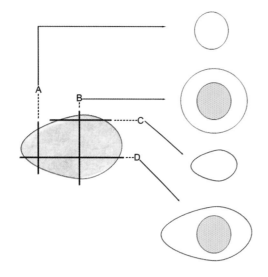

图1-1　有助于理解细胞形态，如鸡
蛋不同部位切片的示意图

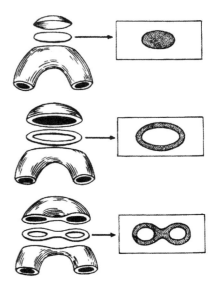

图1-2　有助于理解弯曲的管状器
官，如血管的切面示意图

（2）机体内各种组织和器官都是立体的,但镜下所见的却是很薄的组织或器官的切片标本,是一个平面图像,同一结构当经过不同部位切片时,可呈现各式各样的形状。图1-1和图1-2所示分别为鸡蛋不同部位切片和血管的切片示意图。

这里有一个平面和立体、局部和整体的关系。所以在观察标本时,必须联系理论课程中所讲组织和器官的立体结构和整体形状,加以思考和分析问题。

（3）实验内容分二种,一种是比较重要的切片标本,要求同学们自己用显微镜仔细观察;另一种示教标本,通常只要求一般了解。

（张守兵）

第2章
上皮组织

【实验目的】

1. 掌握上皮组织的一般结构特点。
2. 识别各种类型的上皮。

❙实 验 内 容❙

2.1　单层扁平上皮(simple squamous epithelium)表面观(蛙肠系膜　银盐浸润法　切片号4)

制法:本片是将蛙肠系膜取下,放在$AgNO_3$溶液中浸润染色以后,再剪成小块,平铺于载玻片上,制成标本。故本片属铺片,所见上皮细胞皆为表面观。

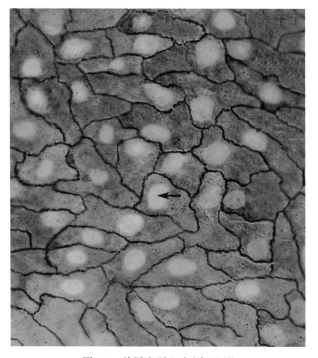

▲ 低倍

选择一染色稍淡,较清楚的区域,可见不规则的细胞边界,再换高倍镜观察。

▲ 高倍

上皮细胞边界染成黑色,细胞呈不规则形,边缘呈锯齿状彼此紧密相嵌。细胞核轮廓不甚清楚,仅见一淡黄色椭圆形区域。转动细调节螺旋,可见到上面或下面尚有一层同样的细胞(图2-1)。(分析:何故?)

图2-1　单层扁平上皮(表面观)

银盐浸润法　高倍　↑:细胞核

2.2 单层扁平上皮(simple squamous epithelium)侧面观(人阑尾 HE染色 切片号35)

▲ 低倍

覆盖在阑尾外表面的间皮是单层扁平上皮。

(思考:间皮与内皮有何区别?)

▲ 高倍

从侧面看,间皮由一层扁平的上皮细胞组成,细胞核呈扁圆形,位于细胞中央,胞质很少,在含核部分较多(图2-2)。

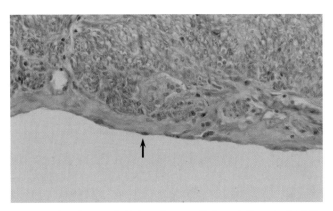

图2-2 单层扁平上皮(侧面观) HE染色 高倍 ↑:细胞核

2.3 单层柱状上皮(simple columnar epithelium)(人胆囊 HE染色 切片号5)

▲ 低倍

区分胆囊的内表面。镜下此面有许多高低不平的突起,在其游离缘可见一层排列整齐的细胞,即为单层柱状上皮(图2-3)。找上皮结构比较整齐的部位,移至视野中央,换高倍镜观察。

▲ 高倍

突起的表面覆盖有一层单层柱状上皮。上皮细胞呈柱状,排列紧密,细胞质染成粉红色。细胞核为椭圆形,染成深蓝色,位于细胞的基底部(图2-4)。

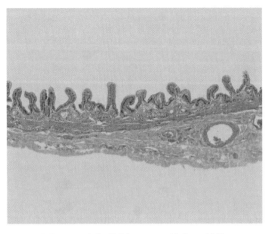

图2-3　人胆囊断面　HE染色　低倍

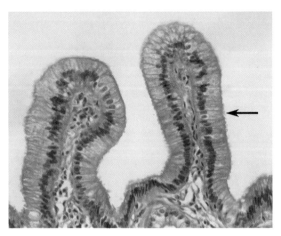

图2-4　单层柱状上皮

HE染色　高倍　↑:柱状细胞

2.4　假复层纤毛柱状上皮(pseudostratified ciliated columnar epithelium)(人气管　HE染色　切片号39)

▲ 肉眼

此标本为部分气管壁的横断面,凹面为管腔面。

▲ 低倍

找到管腔面的上皮部分,换高倍镜观察。

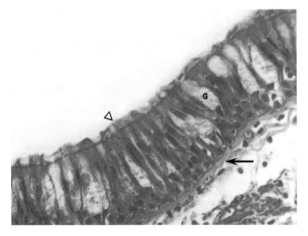

图2-5　假复层纤毛柱状上皮

HE染色　高倍　↑:基膜　△:纤毛　G:杯状细胞

▲ 高倍

上皮细胞排列紧密,分界不甚清楚,细胞种类多。柱状细胞游离缘有细长的纤毛,常呈簇状,较清晰。杯状细胞顶部膨大,充满黏原颗粒,因溶解呈空泡状,细胞核为不规则形。靠近基底部、紧贴在基膜上、核呈圆形的细胞是锥体形细胞。梭形细胞的核呈卵圆形或梭形。不同细胞的核分布在不同的高度(图2-5)。

(思考:为何此型上皮称为假复层纤毛柱状上皮?)

上皮基底面与结缔组织交界处有清楚的基膜,染成粉红色。

2.5 复层扁平上皮(stratified squamous epithelium)(人食管 HE染色 切片号29)

▲ 肉眼

染成紫蓝色带状,且起伏不平的部分,即为上皮组织。

▲ 低倍

上皮细胞排列紧密,与结缔组织交界处呈凹凸不平的波浪状。

▲ 高倍

复层扁平上皮最基底的一层细胞为矮柱状,细胞界限不清楚,核较小,呈圆形,位于中央。浅表几层细胞为扁平状,核扁圆形,染色较深(图2-6)。
(试问:此类上皮为何称复层扁平上皮?)

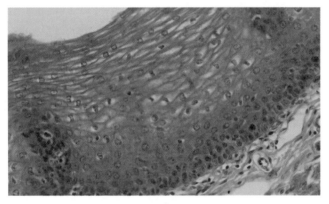

图2-6 复层扁平上皮 HE染色 高倍

2.6 变移上皮(transitional epithelium)

1. 收缩状态(兔膀胱 HE染色 切片号6)

▲ 低倍

膀胱壁较厚,略呈紫红色,突起较多的面为上皮部分。

▲ 高倍

上皮细胞排列紧密,细胞层次较多,一般有5～6层或更多,界限较清楚。表层细胞呈大立方形,称盖细胞,常见有双核,顶部胞质浓缩,染色较深;中间层细胞为多边形;基底部细胞呈立方形或矮柱状(图2-7)。

2. 扩张状态 (兔膀胱　HE染色　切片号7)

▲ 低倍

膀胱壁与收缩状态相比,明显变薄。

▲ 高倍

可见细胞层数减少,表层细胞变扁(图2-8)。

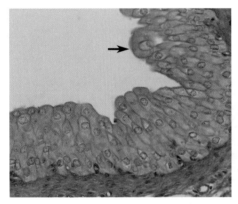 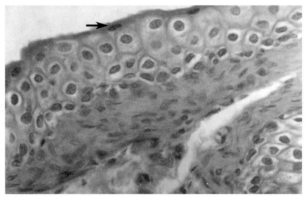

图2-7　变移上皮(收缩期)　　　　　　　图2-8　变移上皮(扩张期)

HE染色　高倍　↑:盖细胞　　　　　　HE染色　高倍　↑:盖细胞

【实验绘图】

单层柱状上皮(高倍)。

【练习题】

1. 请在光镜下辨认以下结构:内皮,间皮,柱状上皮细胞,基膜,杯状细胞,纤毛。
2. 简述上皮组织的一般特征。

(张守兵)

第3章
固有结缔组织

【实验目的】

1. 掌握疏松结缔组织的基本组成和结构特点。
2. 熟悉脂肪组织和网状组织的特点。

▌实 验 内 容▐

3.1 疏松结缔组织(loose connective tissue)(大白鼠皮下疏松结缔组织 切片号8)

制法:向大白鼠腹腔内注射台盼兰染料,隔一定时间,巨噬细胞将染料吞噬后,杀死动物,取皮下疏松结缔组织,置于载玻片上,用解剖针将其撕开,铺薄并固定,用来福红染弹性纤维,伊红染胶原纤维。

▲ 低倍

细胞分散,纤维交织成网。被染成淡红色的粗细不等的纤维是胶原纤维,而被染成紫蓝色的细纤维是弹性纤维。巨噬细胞的胞质中有蓝色颗粒。

▲ 高倍

主要观察巨噬细胞,细胞轮廓不清,胞质中吞噬有大量的蓝色颗粒,核卵圆形,淡红色。其余的细胞核多为成纤维细胞的核(图3-1)。

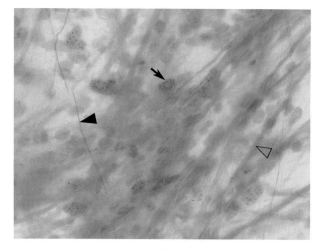

图3-1 疏松结缔组织铺片

高倍 ↑:巨噬细胞 △:胶原纤维 ▲:弹性纤维

3.2 疏松结缔组织切片（loose connective tissue）（人空肠 HE染色 切片号32）

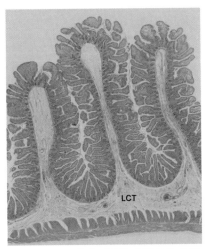

图3-2 空肠黏膜下层的疏松结缔组织
HE染色 低倍 LCT:疏松结缔组织

▲ 肉眼

切片中高低不平、染成紫蓝色的一面是肠的黏膜层，另一面较平整，染成红色的为肌层，两层之间淡红色的部分是黏膜下层，由疏松结缔组织构成，是观察的部位。

▲ 低倍

疏松结缔组织排列疏松，纤维粗细不等，交织成网，主要是胶原纤维，纤维间有少量分散的细胞，各型细胞难于辨别，多数是成纤维细胞，另有血液中来的各种血细胞（图3-2）。

3.3 脂肪组织（adipose tissue）（狗淋巴结 HE染色 切片号24）

▲ 低倍

找到淋巴结表面的结缔组织被膜，在被膜外侧，可见大量形同蜂窝状的结构，此为脂肪细胞聚集形成的脂肪组织（图3-3）。

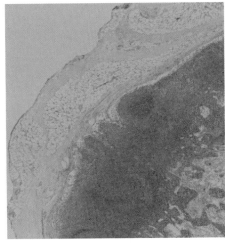

图3-3 淋巴结被膜中的脂肪组织
HE染色 低倍

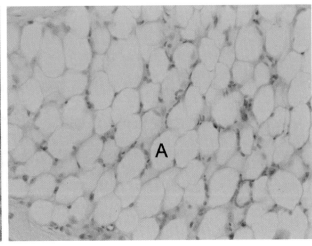

图3-4 脂肪组织 HE染色 高倍 A:脂肪细胞

▲ 高倍

脂肪细胞胞体较大,呈圆形,胞质内因脂滴占据,胞核被挤到细胞的一侧,呈新月形。制片过程中,脂滴因被溶解,故细胞呈空泡状(图3-4)。

3.4 网状纤维(reticular fiber)(猴淋巴结 镀银法 切片号10)

▲ 高倍

在淋巴结的深部可见一些染成黑色交织成网的细丝,此即为网状纤维(图3-5)。

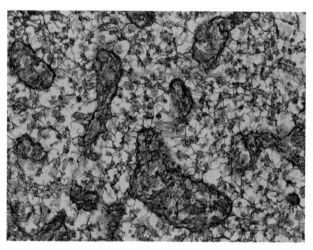

图3-5 网状纤维 镀银法 高倍 ↑:网状纤维

【实验绘图】

疏松结缔组织铺片(高倍)。

【练习题】

1. 请在光镜下辨认以下结构:巨噬细胞,成纤维细胞,胶原纤维,弹性纤维,网状纤维,脂肪细胞 。

2. 光镜下比较疏松结缔组织与上皮组织在结构上的差别。

3. 描述疏松结缔组织中与机体免疫功能有关的几种细胞的结构和功能。

(张守兵)

第4章 软骨和骨

【实验目的】

1. 掌握透明软骨的结构特点。
2. 了解纤维软骨和弹性软骨的结构特点。
3. 掌握长骨密质骨的骨板排列方式。
4. 了解骨组织的一般结构特点。

实 验 内 容

4.1 透明软骨(hyaline cartilage)(气管 HE染色 切片号39)

▲ 肉眼

标本为气管横切面的部分结构。在上皮的外周,染成紫蓝色的片状结构,即为透明软骨。

▲ 低倍

从软骨边缘向中央进行观察。

(1) 软骨膜:为包被在软骨周围的染成红色的致密结缔组织。软骨膜和周围的结缔组织分界不清。

(2) 基质:呈均质状的紫蓝色,其中看不到纤维和血管,其中分布有大小不等的软骨细胞。

(3) 软骨细胞:靠近软骨膜附近的软骨细胞较小,呈扁圆形或梭形,长轴与软骨膜平行排列,常单个分布,排列紧密。近中央的软骨细胞较大,呈椭圆形或圆形,常见2至数个细胞成群分布,即同源细胞群(图4-1)。

▲ 高倍

在近软骨膜的基质内,有卵圆形的软骨陷窝,其内有1个卵圆形的软骨细胞。越向软骨中央,软骨陷窝逐渐变大,陷窝呈圆形或卵圆形,内有2至数个软骨细胞。在制片过程中软骨细胞发生皱缩,胞体呈不规则形状,故在软骨细胞与陷窝壁之间出现空隙。软骨陷窝周围嗜碱性染色深的基质形成软骨囊。

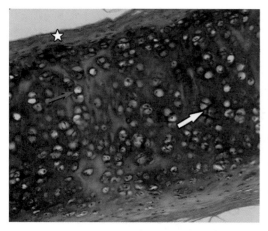 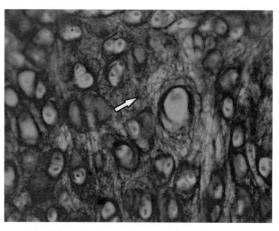

图 4-1　透明软骨　HE 染色　低倍
☆:软骨膜　⇧:同源细胞群　↑:软骨陷窝

图 4-2　弹性软骨　弹性纤维染色　高倍
↑:软骨细胞　⇧:弹性纤维

4.2　弹性软骨(elastic cartilage)(耳廓　弹性纤维染色　切片号62)

▲ 低倍

基质中含有大量交织成网的弹性纤维,在靠软骨中央部位特别致密。其他结构与透明软骨基本类似(图4-2)。

4.3　骨磨片(bony abrasive section)(长骨　磨片　片号11)

制法:将长骨锯成薄片,置磨刀石上磨至相当薄时,制成的磨片标本即可观察。此标本中,骨的细胞和血管、神经等均已破坏,剩下的主要是骨板。根据骨板、骨陷窝和骨小管的特点,了解骨组织的结构。

此片易损,注意不要用高倍镜观察。

▲ 低倍

可见许多由若干层骨板围成的同心圆结构,其中央有一腔隙即中央管的横断面,它们共同组成骨单位,又称哈弗斯系统。有些中央管在磨片时,被骨碎屑等填充,呈黑色。在骨板内和骨板间有许多卵圆形的黑色小腔,形似蚂蚁,即骨陷窝,从骨陷窝向四周伸出许多黑色细丝状小管,称骨小管,相邻骨小管相互通连。骨细胞位于骨陷窝内,其突起伸到骨小管内。

(试问:骨细胞如何获得营养?)

间骨板是位于骨单位之间或骨单位和环形骨板之间的几层平行排列不规则骨板。

在外环骨板和内环骨板(这些结构在本片中常被磨去)中常常可以见到横行管道,称穿通管,穿通管与纵向排列的骨单位内的中央管相互连通,这些结构常被磨片中的碎屑所填充,呈黑色(图4-3)。

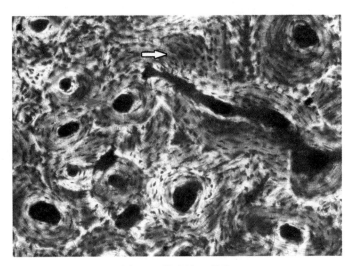

图4-3　骨磨片　低倍

↑:骨单位　⇧:间骨板

【实验绘图】

透明软骨(低倍)。

【练习题】

1. 请在光镜下辨认以下结构:软骨细胞,软骨陷窝,软骨囊,同源细胞群,骨单位,间骨板,中央管。

2. 简述在光镜下如何鉴别三种类型的软骨?

（陈晓宇）

第5章 血 液

【实验目的】

详细观察并掌握各种血细胞的形态特点。

▌实 验 内 容▐

5.1 血液涂片(blood smear)(人血液 wright染色 涂片号23)

制作:将耳垂或手指用酒精棉球消毒,待干后以消毒的刺血针刺之,使血液流出,在载玻片一端立即沾上少许鲜血,用另一载玻片的一端置于血滴上,倾斜45°角,迅速均匀地将血液推成一薄层血膜,干后滴加wright染液数滴,3~5 min后,再滴加等量蒸馏水,吹气使之与染液充分混合。约10 min后,以流水冲洗染液30 s,干后即可观察。

▲ 低倍

先用低倍镜分辨红细胞和白细胞,视野中看到大量染成红色的无核细胞,即为红细胞,红细胞之间散在的有核细胞,即为白细胞。选择涂片均匀且白细胞较多的区域,稍稍转动物镜转换器,滴上1~2滴香柏油,油镜观察,注意用油镜时要特别小心。

▲ 油镜

将油镜头轻轻移向玻片,并接触油滴,转动细调节器,直到看清楚细胞。

(1)红细胞:是圆形无核的淡红色细胞,中央着色较浅,周围着色较深。(思考:为什么?)正常血涂片中细胞大小一致,多属正面观。

(2)白细胞:体积比红细胞大,圆球形,有细胞核,易与红细胞区别。因数量明显比红细胞少,须移动玻片寻找。

① 中性粒细胞:数量最多,容易找到。胞质内有许多细小、分布均匀、染成淡紫色及浅红色的颗粒。细胞核染成紫蓝色,分叶,有2~5个不等,每叶之间有细的染色质丝相连。有的核呈马蹄铁形,称杆状核,杆状核细胞为较幼稚的细胞(图5-1)。

② 嗜碱性粒细胞:数量最少,较难找到,其特殊颗粒又易溶于水,故在血液涂片中很难找到。细胞大小和中性粒细胞相仿。细胞质内有大小不等,分布不均的蓝紫色颗粒,颗粒常将核遮盖。细胞核形状不规则,着色较浅(图5-2)。

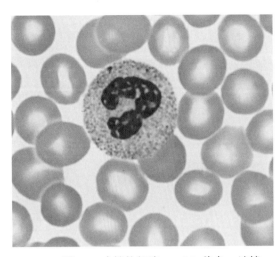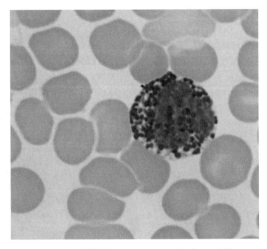

图5-1　中性粒细胞　wright染色　油镜　　　图5-2　嗜碱性粒细胞　wright染色　油镜

③ 嗜酸性粒细胞：数量较中性粒细胞少，胞体一般比中性粒细胞稍大。细胞质内充满粗大的鲜红色颗粒。细胞核多为两叶，"八"字形，呈紫蓝色(图5-3)。

④ 淋巴细胞：为圆形且大小不等的细胞，小淋巴细胞最多(直径为6~8 μm)，小淋巴细胞的胞质很少，染成天蓝色，位于细胞一侧，或环状包绕细胞核。核圆形，一侧常有浅凹，染色质致密呈块状，染成深紫色。中淋巴细胞直径为9~12 μm，核染色质较疏松，着色较浅，胞质较多(图5-4)。

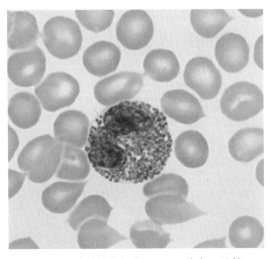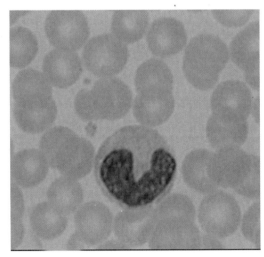

图5-3　嗜酸性粒细胞　wright染色　油镜　　　图5-4　单核细胞　wright染色　油镜

⑤ 单核细胞：是白细胞中体积最大的细胞，胞质丰富，染成浅灰蓝色，其内可见有分散且细小的嗜天青颗粒。细胞核呈肾形或马蹄铁形，染色质细且疏松，着色较浅(图5-5)。

(3) 血小板：形状不规则，大小约为红细胞的1/3，常聚集成群。周围部分呈透明浅蓝色，中央部分呈紫蓝色颗粒。

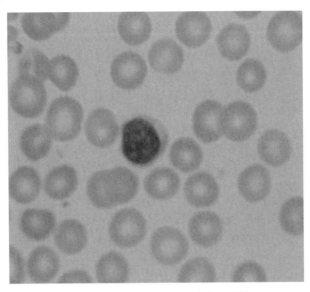

图5-5 淋巴细胞 wright染色 油镜

【实验绘图】

各种血细胞(油镜)。

【练习题】

1. 请在镜下辨认以下结构:红细胞,中性粒细胞,嗜酸性粒细胞,嗜碱性粒细胞,淋巴细胞,单核细胞,血小板。

2. 简述在光镜下如何区别各种血细胞?

3. 白细胞可以分哪几类? 叙述各类白细胞的功能和正常值?

(陈晓宇)

【实验目的】

    1. 掌握三种肌细胞的光镜结构特点。

    2. 熟悉横纹肌的超微结构特点。

◀实 验 内 容▶

6.1　骨骼肌(skeletal muscle)(腓肠肌　HE 染色　切片号13)

    ▲ 肉眼

    本标本分两部分,一部分为骨骼肌纵切面,另一部分为骨骼肌横切面。

    ▲ 低倍

    纵切面:肌细胞呈红色带状,肌细胞周边有多个蓝色的细胞核。

    横切面:肌细胞为不规则形,其周边有蓝色点状,为细胞核的切面。

    ▲ 高倍

    观察时光线应稍暗一点(缩小光圈或降低集光器)。

    纵切面:肌纤维呈粉红色长带状,在其周围,肌膜内方有许多纵行排列的卵圆形细胞核,呈紫蓝色。肌原纤维呈细丝状,沿着肌纤维的长轴平行排列。肌纤维有明暗相间的横纹,染色深的为暗带,染色浅的为明带(图6-1)。

    (思考:肌原纤维的结构单位及其组成是什么?)

    横切面:肌纤维为圆形、多边形和不规则形,核位于边缘,肌原纤维呈点状(注意肌纤维与肌原纤维的区别)。肌纤维之间有少量结缔组织,为肌内膜(图6-2)。

    (思考:何为肌束膜和肌外膜?)

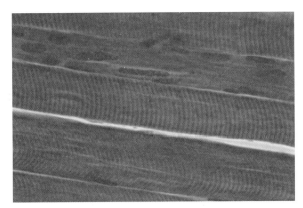

图6-1　骨骼肌纵切面　HE染色　高倍

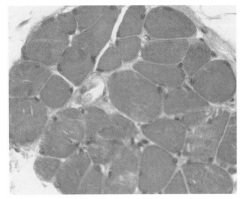

图6-2　骨骼肌横切面　HE染色　高倍

6.2　骨骼肌(skeletal muscle)(狗肋间肌　PTAH染色　切片号63)

▲ 低倍

骨骼肌纤维被染成浅蓝色,核被染成蓝色。

▲ 高倍

选择比较直,染色较深且均匀的一段观察。

肌纤维上有明暗相间的横纹,深的为暗带,浅的为明带,明带中间可见呈深色的Z线(图6-3)。

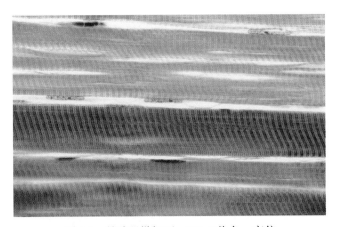

图6-3　骨骼肌纵切面　PTAH染色　高倍

6.3　心肌（heart muscle）（人心脏　HE染色　切片号14）

▲ **低倍**

可见心肌细胞的不同切面,横切面为不规则圆形,纵切面为分支带状,还有斜切面。

▲ **高倍**

纵切面:肌纤维为分支带状,分支相互吻合成网。在细胞中央可见1~2个核,核周颜色较浅。在肌纤维上间隔一定的距离可见横贯细胞的深线为闰盘(图6-4),这是心肌特有的结构,试问,其超微结构和功能是什么?

横切面:肌纤维为不规则圆形,如果切到核,则核在中央(图6-5)。

(分析:试比较心肌纤维和骨骼肌纤维的异同点。)

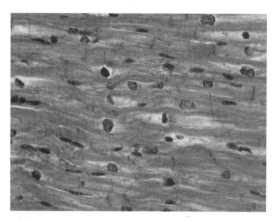

图6-4　心肌纵切面　HE染色　高倍　↑:闰盘

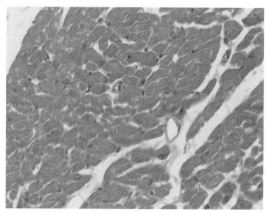

图6-5　心肌横切面　HE染色　高倍

6.4　心肌（heart muscle）（兔心脏　过碘酸染色　切片号64）

▲ **高倍**

在心肌纤维纵切面,可见横贯细胞的、着深蓝色的横线,即为闰盘(图6-6)。

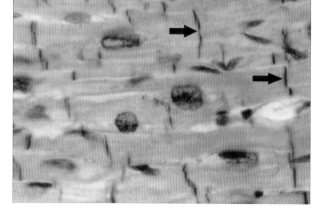

图6-6　心肌纵切面
过碘酸染色　高倍　↑:闰盘

6.5 平滑肌（smooth muscle）（人十二指肠 HE染色 切片号 12或31号）

▲ 肉眼

可见十二指肠管壁中被染成红色的部分为平滑肌层。

▲ 低倍

管壁平滑肌层很厚，根据肌细胞排列方向不同，可见不同的切面。内层肌细胞呈长梭形为纵切面的平滑肌，外层细胞呈大小不等的点状，即为横切面。

▲ 高倍

纵切面：平滑肌细胞呈红色长梭形，中部较粗，两端尖细，细胞核呈椭圆形或杆状，被染成蓝紫色，位于细胞中央。注意肌细胞是怎么排列的？

横切面：平滑肌呈红色、大小不等的圆形结构，有的切面经细胞中部，可见蓝色的圆形核。有的切面经细胞两端故不能切到细胞核（图6-7）。

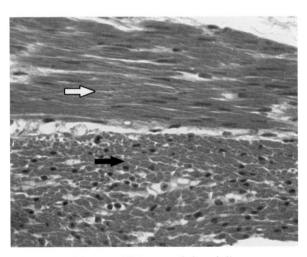

图6-7 平滑肌 HE染色 高倍
↑:平滑肌横切面　⇧:平滑肌纵切面

【实验绘图】

骨骼肌（纵切面 高倍）。

【练习题】

1. 请在光镜下辨认以下结构：骨骼肌纤维横纹，心肌纤维闰盘，平滑肌纤维。
2. 列表比较三种肌纤维纵切面的光镜结构特点。

（陈晓宇）

第7章
神 经 组 织

【实验目的】

1. 掌握神经元的光镜结构特点。
2. 掌握有髓神经纤维的光镜结构特点。
3. 熟悉触觉小体、环层小体、运动终板的结构特点。
4. 了解神经胶质细胞的光镜结构特点。

‖实 验 内 容‖

7.1 锥体细胞(pyramidal cell)(狗大脑 改良 Cox 法染色 切片号 15)

▲ 肉眼

标本中染成深棕黄色的部分为皮质,染成浅棕黄色的部分为髓质。

▲ 低倍

在黄色背景中寻找锥体细胞作为观察对象。可见其胞体为黑色锥体形,树突反复分支呈树枝状(图 7-1)。

▲ 高倍

锥体细胞胞体顶端发出粗大的树突,其又分为许多小枝,基底两侧面亦有树突发出。树突表面不光滑,有许多小刺,为树突棘。轴突从胞体基部中央发出,细而

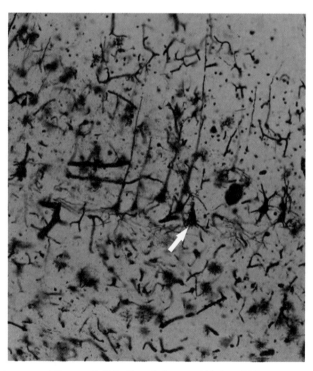

图 7-1　锥体细胞　改良 Cox 法染色　低倍
⇧:锥体细胞

光滑,分支少。因切面关系一般都较短,大多数细胞的轴突未切到。

7.2 尼氏体(Nissl body)(人脊髓横切面 HE染色 切片号60)

▲ 肉眼

中央呈蝴蝶形,染色深的结构为灰质。较宽大的一端为前角,较狭小的一端为后角。蝴蝶形以外染色浅的部分为白质。

▲ 低倍

前角内有许多被染成紫蓝色,有突起的神经元,即运动神经元。选择一个突起较多而又切到细胞核的神经元在高倍镜下进行观察。

▲ 高倍

核大而圆,位于胞体中央,常染色质多,故染色浅,呈空泡状。核中央有一紫红色圆点,为核仁。胞质内充满大小不等的蓝色块状物,即尼氏体(思考:尼氏体有何功能?)。轴突内没有尼氏体。在轴突基部与胞体相连的部分,也不含尼氏体,因此出现一浅色发亮,圆锥形的区域,即轴丘。除神经元外,可见大小不等,形状不同的蓝色圆点,为神经胶质细胞核。三种胶质细胞中,星形胶质细胞核较大,呈圆形或卵圆形,染色淡;少突胶质细胞较小,圆形,染色较深;小胶质细胞核最小,一般呈不规则形,染色最深(图7-2)。

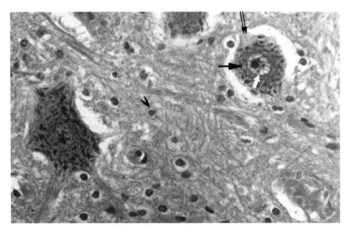

图7-2 脊髓前角神经元 HE染色 高倍

↑:尼氏体 ↑↑:轴丘 ▲:神经胶质细胞核 ⇧:神经元细胞核

7.3　神经原纤维(neurofibril)(猫脊髓　横切面　硝酸银染色　切片号16)

▲ 肉眼

本标本与上述切片结构类似,中央深蝴蝶的结构为灰质,周围色浅为白质。

▲ 低倍

在前角内可见许多棕黄色的神经元,找一个较大的、突起较多的神经元在高倍镜下观察。

▲ 高倍

可见细胞中央染色较浅的细胞核,胞体和突起内均有染色呈棕黄色或棕黑色的细丝状结构,即神经原纤维。神经原纤维在胞体内交织成网,在突起内平行排列(图7-3)。

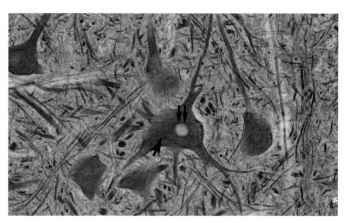

图7-3　神经原纤维　银染　高倍

↑:神经原纤维　↑↑:细胞核

7.4　有髓神经纤维(myelinated nerve fiber)(人坐骨神经　HE染色　切片号17)

▲ 肉眼

粉红色条状结构为纵切面,粉红色圆块状结构为横切面。

▲ 低倍

纵切面:神经纤维平行排列,每一根神经纤维中间可见不连续的,紫色细线状结构为轴突。在观察时,先找到神经纤维平行排列、可见郎飞结的部分,然后换高倍观察。

横切面:在整条神经外面围以结缔组织,此结缔组织称神经外膜。神经外膜伸入神经内部,将神经分成许多神经束,包在每一神经束外面的结缔组织称神经束膜。每条神经纤维外面有少量结缔组织,为神经内膜。神经纤维呈圆形空泡状,中央有紫色圆点为轴突。

▲ 高倍

纵切面(图7-4):轴突染成紫红色,每一根轴突外包有髓鞘。髓鞘在制片过程中被溶解,因而只剩下浅红色网状结构。神经纤维有一部位较狭窄,这就是郎飞结。相邻郎飞结之间的一段神经纤维为一个节间体。在髓鞘边缘,可见到紫色卵圆形的细胞核,为施万细胞核。神经纤维之间有少量结缔组织,为神经内膜,其中有成纤维细胞。注意施万细胞核与神经内膜中成纤维细胞核的区别,后者细而长,染色较深。

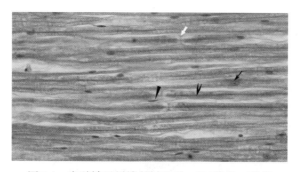

图7-4 有髓神经纤维(纵切面) HE染色 高倍

↑:施万细胞核 ▲:成纤维细胞核 ⇧:郎飞结 ⬆:轴突

横切面(图7-5):神经纤维呈圆形,其中央紫红色圆点为轴突。轴突外呈网状结构为髓鞘。 髓鞘边缘可见施万细胞核。神经纤维之间有神经内膜。

(思考:注意区别神经、神经纤维和神经原纤维的概念。)

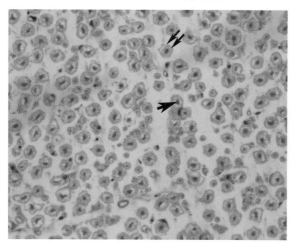

图7-5 有髓神经纤维(横切面) HE染色 高倍

↑:轴突 ↑↑:髓鞘

7.5　周围神经末梢(nerve ending)

1. 触觉小体(tactile corpuscle)(人指尖皮肤 HE染色 切片号27)

▲ 低倍

在真皮乳头中找到椭圆形的结构,为触觉小体(图7-6)。换高倍镜观察。

▲ 高倍

触觉小体呈椭圆形,内有多个横行排列的扁平细胞,神经纤维分不清;外包结缔组织被膜。

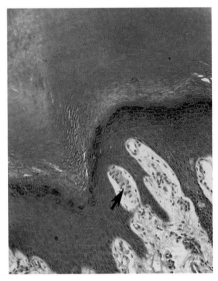

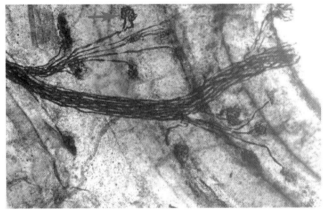

图7-6　触觉小体　HE染色　低倍
↑:触觉小体

图7-7　运动终板　氯化金染色　低倍
↑:运动终板

2. 运动终板(motor end plate)(猫肋间肌 氯化金染色 切片号18)

仅用低倍镜观察。在镜下,骨骼肌纤维呈淡紫色,神经纤维呈黑色。神经纤维沿途分支,循神经纤维追踪到它的末端,可见末端呈葡萄状分支附着于骨骼肌的表面,构成运动终板(图7-7)。

3. 环层小体(pacinian corpuscle)(人手掌皮肤 HE染色 切片号27)

▲ 肉眼

标本下方染色呈紫蓝色和紫红色的部分均为表皮,染成粉红色的部分为真皮。

真皮深面浅色区域为皮下组织。

▲ 低倍

在真皮深面和皮下组织中找圆形和椭圆形并且形状类似洋葱切面的结构,为环层小体(图7-8)。

(思考:环层小体有何功能?)

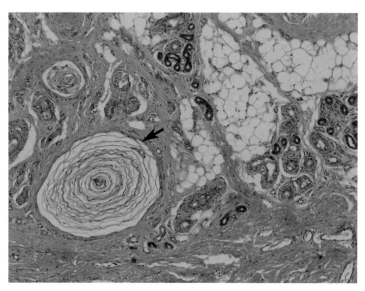

图7-8 环层小体 HE染色 低倍
↑:环层小体

▲ 高倍

在横切面上,小体中央的红色小点为无髓神经纤维,周围有许多层同心圆排列的扁平细胞。此片真皮中粉红色带状和块状结构为胶原纤维。

【实验绘图】

多极神经元(高倍)。

【练习题】

1. 请在光镜下辨认以下结构:神经元细胞核,尼氏体,轴丘,神经元纤维,髓鞘,郎飞结,施万细胞核,触觉小体,环层小体,运动终板。

2. 简述一个多极神经元的形态结构。

(祝晓梅)

第8章 神经系统

【实验目的】

1. 了解脊髓的组织结构特征。
2. 了解小脑皮质神经元的分层。
3. 了解大脑皮质神经元的分层及软膜构造。
4. 了解神经节的结构。

实 验 内 容

8.1 脊髓(spinal cord)(人 横切面 银染 切片号60)

▲ 肉眼

可见染色深的灰质位于中央,呈蝴蝶形,灰质周围是白质,染色淡。

▲ 低倍

先分清脊髓的背腹两面,腹面有前正中裂,背面有后正中隔,将脊髓分成左右两半。在灰质中部可见有一中央管,衬有一层柱状上皮。两侧腹面的灰质较膨大称前角,内有较大的神经细胞,称前角运动神经元,常集合成群。两侧背面的灰质较狭窄为后角,内有较分散的神经细胞,胞体较小(图8-1)。

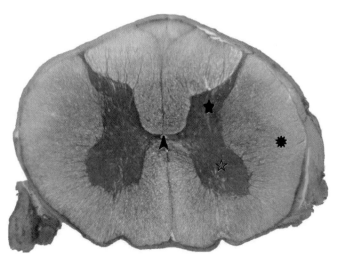

图8-1 脊髓横切面光镜像 银染 低倍

★:后角 ☆:前角 ▲:中央管 ✳:白质

(引自:陈晓蓉,徐晨. 组织学与胚胎学[M]. 合肥:中国科学技术大学出版社,2012.)

8.2 小脑(cerebellum)(人 HE染色 切片号67)

▲ 肉眼

可见表面有许多凹凸不平的沟和回,其周围染色深的是皮质,中央染色浅的是髓质。

▲ 低倍

观察皮质三层结构(图8-2)。

（1）分子层:此层较厚,是位于皮质最表面的一层,染成淡红色,为细而密的无髓神经纤维及散在染成紫蓝色的小的神经细胞核和神经胶质细胞核。

（2）浦肯野细胞层:位于分子层与颗粒层之间,为一层大而不连续的梨状神经元构成。染色较深,核大呈圆形,有时可见1~2个主树状突起伸入分子层。

（3）颗粒层:位于梨状神经元层的深层,由排列紧密的颗粒细胞和高尔基细胞组成,但细胞分界不清,仅见密集的细胞核。

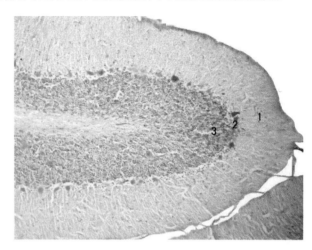

图8-2 小脑结构光镜像 HE染色 低倍
1:分子层 2:浦肯野细胞层 3:颗粒层
(引自:陈晓蓉,徐晨.组织学与胚胎学[M].合肥:中国科技大学出版社,2012.)

在皮质的深层为髓质,染色淡,主要由神经纤维组成。

▲ 高倍

高倍镜下重点观察浦肯野细胞层内细胞的形态特征:胞体呈梨形,偶见1~2个主树突伸入分子层(图8-3)。

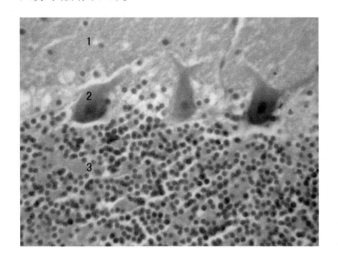

图8-3 小脑结构光镜像 HE染色 高倍
1:分子层 2:浦肯野细胞层 3:颗粒层
(引自:陈晓蓉,徐晨.组织学与胚胎学[M].合肥:中国科学技术大学出版社,2012.)

8.3　大脑(cerebrum)(人 HE染色 切片号68)

▲ 肉眼

分出表面染色较深的皮质及深部染色较浅的髓质。大脑皮质的表面亦有深陷的沟及凸出的回。

▲ 低倍

选择一清楚的部位,由浅表至深层,逐次观察,可将皮质分为六层(图8-4)。

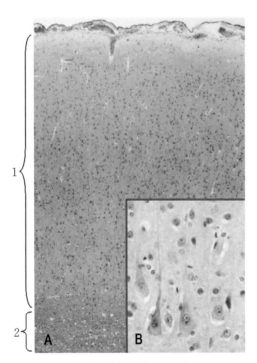

图8-4　大脑皮质光镜像　HE染色
A:低倍　B:高倍　1:皮质　2:髓质
(引自:成令忠.组织学胚胎学:人体发育和功能组织学[M].上海:上海科学技术文献出版社,2003.)

(1)分子层:为最表面的一层,染成浅红色,有许多与皮质表面平行的神经纤维,也见少量染成紫蓝色的神经细胞核和神经胶质细胞核。

(2)外颗粒层:主要由星形细胞和少量小锥体细胞组成,细胞排列密集。

(3)外锥体细胞层:此层较厚,由许多中小型锥体细胞组成。

(4)内颗粒层:细胞密集,主要为星形细胞。

(5)内锥体细胞层:要由大、中型锥体细胞组成。此层在中央前回最发达。

(6)多形细胞层:以梭形细胞为主,排列较稀疏,与第五层没有明显界限。

在皮质深层即为髓质,染色较浅,由神经胶质细胞及神经纤维组成。

大脑皮质的分布,按所取标本部位不同及切面关系而有差异。在一些切片上,此六层难以区分,应结合图加以理解。

软膜先低倍镜观察,大脑表面复盖有一层软膜,再换高倍镜观察,可见软膜表面为一层扁平上皮,深部为疏松结缔组织,有丰富的血管。

8.4 脊神经节(spinal ganglia)(人 HE染色 切片号69)

▲ 低倍

见脊神经节的外面包有结缔组织被膜。神经节内的神经纤维多属有髓纤维,半行排列集合成束,多从神经节中央通过。脊神经节细胞被神经纤维分隔成群。神经节细胞体大小不一致。

▲ 高倍

可见脊神经节细胞大小不等,大细胞胞质染色浅,小细胞胞质染色深,核圆形,位于中央,有明亮的核仁。脊神经节细胞外面有一层扁平细胞,即被囊细胞(图8-5)。

【练习题】

1. 请在光镜下辨认以下结构:大脑皮质的锥体细胞层,小脑的浦肯野细胞层,脊神经节细胞。

2. 简述大脑皮质的分层。

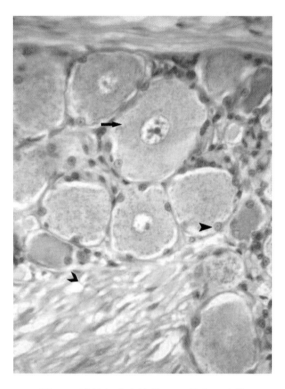

图8-5 脊神经节光镜像 HE染色 高倍
↑:节细胞胞体 ▲:卫星细胞 ⬆:有髓神经纤维
(引自:陈晓蓉,徐晨.组织学与胚胎学[M].合肥:中国科学技术大学出版社,2012.)

(祝晓梅)

第9章
循 环 系 统

【实验目的】

1. 掌握心脏和大、中、小动脉的光镜结构。
2. 了解静脉的基本结构及动、静脉的主要异同点。

▌实 验 内 容▐

9.1 心脏(heart)(人 HE染色 切片号22)

▲ 肉眼

内外膜很薄,可大概区分为三层。

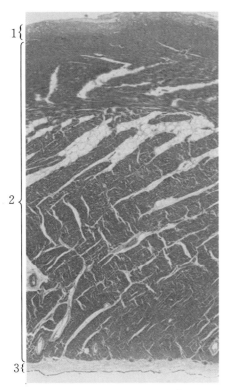

图9-1 心脏 HE染色 低倍
1:心内膜 2:心肌膜 3:心外膜

▲ 低倍

心脏壁由三层膜构成:内层为心内膜;中层为心肌膜,最厚;外层为心外膜(图9-1)。

(1)心内膜:最薄,淡红色。

① 内皮:位于内膜表面,为单层扁平上皮。

② 内皮下层:位于内皮下方,为很薄的疏松结缔组织。

③ 心内膜下层:位于内皮下层下方,为疏松结缔组织,含浅染的浦肯野纤维。

(2)心肌膜:厚,染色深,主要由心肌构成,其间有疏松结缔组织和丰富的毛细血管。

(3)心外膜:浆膜,表面被覆间皮,间皮下为结缔组织,内含有血管、神经和脂肪组织。

▲ 高倍

(1)心内膜:内皮位于腔面,可见清晰的内皮细胞核,其下为内皮下层,较薄,在靠近心肌膜处为心内膜下层,主要观察心内膜下层浦肯野纤维,该细胞比心肌纤维短而粗,有1~2个核,位于中央,肌浆多,肌原纤维少,故染色较浅淡。在浦肯野纤维和心肌纤维连接处有染色较深的闰盘,呈短线状(图9-2)。

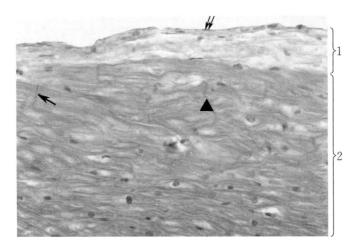

图9-2 心脏 心内膜 HE染色 高倍

↑:闰盘 ↑↑:内皮 ▲:束细胞 1:内皮下层 2:心内膜下层

(2) 心肌膜:很厚,由多种切面的心肌纤维和结缔组织构成,结缔组织内有丰富的毛细血管。纵切的心肌纤维,为细长形,有分支和明暗相间的横纹,核长圆形,位于肌纤维的中央(闰盘不清);横切的心肌纤维为多边形,中央有一圆形核。

(3) 心外膜(心包脏层):由结缔组织构成,最外被覆一层间皮,表面光滑,结缔组织中有脂肪细胞、血管和神经分布。

9.2 大动脉(large artery)(人 横切面 HE染色及弹性纤维染色 切片号19)

▲ 肉眼

标本左侧粉红色的一段为HE染色,右侧蓝色一段为弹性纤维染色。凹面为腔面,凸面为外膜面。

▲ 低倍

HE染色标本可见三层,但分界不明显(图9-3)。

靠腔面的染色较浅的为内膜;中膜较厚,呈红色;外膜为结缔组织,含脂肪细胞,并有小血管的断面。弹性

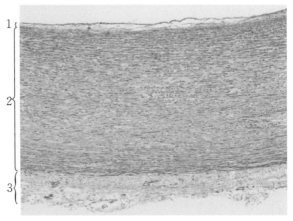

图9-3 大动脉 HE染色 低倍

1:内膜 2:中膜 3:外膜

纤维染色标本,中膜的弹性膜和弹性纤维呈紫蓝色,波浪状。

▲ 高倍

观察HE染色标本,识别三层膜内的各种结构;再观察弹性纤维染色大动脉中膜,可见多层紫蓝色波浪状的弹性膜(图9-4)。

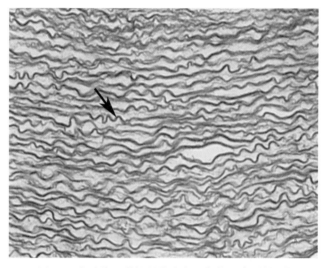

图9-4　大动脉　弹性纤维染色　高倍　↑:弹性膜

(1)内膜:

① 内皮:位于内膜的表面,为一层单层扁平上皮,仅见细胞核突向管腔。

② 内皮下层:为一薄层结缔组织,散在有纵行平滑肌和弹性纤维;内弹性膜有数层,与中膜的弹性膜相连,因此与中膜的分界不清。

(2)中膜:较厚,主要由几十层亮红色的弹性膜组成,呈波浪形,亮红色。弹性膜间有少量平滑肌纤维及胶原纤维和弹性纤维;外弹性膜由于中膜的弹性膜而不明显。

(3)外膜:较薄,由结缔组织构成,含有弹性纤维和胶原纤维,营养血管和神经。

9.3　大静脉(large vein)(人　横切面　HE染色　切片号20)

▲ 低倍

三层膜分界不明显。内膜较薄;中膜不发达,由结缔组织及几层排列疏松的环形平滑肌纤维组成;外膜很厚,比中膜厚几倍,结缔组织中有较少的纵行平滑肌束(图9-5)。

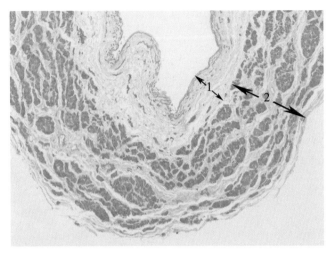

图9-5　大静脉　HE染色　低倍　1:内膜和中膜　2:外膜

9.4　中动脉、中静脉(medium-sized artery and vein)(人、猫 横切面　HE染色　切片号21)

▲ **肉眼**

此标本可见几个血管横断面,管壁较厚、管腔较小且圆的为中动脉;管壁较薄、管腔较大且不规则的为中静脉。

1. 中动脉

▲ **低倍**

管腔规则,三层膜分界明显,由管腔面向外逐层观察:内膜最薄,其中内弹性膜明显,由于血管壁收缩,染色红而亮,呈波纹状;中膜较厚,主要为数层环行排列的平滑肌,外膜与中膜等厚,主要由结缔组织构成(图9-6)。

▲ **高倍**

(1) 内膜较薄,可分为三层(图9-7)。

① 内皮:靠腔面的一层为单层

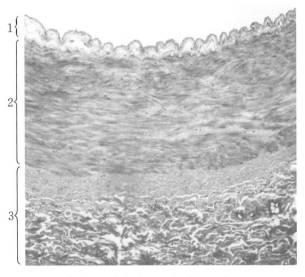

图9-6　中动脉　HE染色　低倍
1:内膜　2:中膜　3:外膜

扁平上皮,核扁圆形,突向腔面,胞质不清。

　　② 内皮下层下方的薄层结缔组织,极薄,多数不明显。

　　③ 内弹性膜:为波浪状的薄膜,结构均匀,染色红而亮。

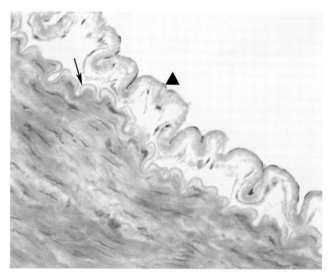

图9-7　中动脉　HE染色　高倍　↑:内弹性膜　▲:内皮细胞核

　　(2)中膜较厚,主要是几十层环形排列的平滑肌纤维,肌纤维间有少量结缔组织纤维,其间夹杂有弯曲状的弹性纤维,较细。

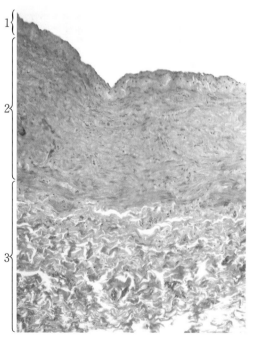

图9-8　中静脉　HE染色　低倍
1:内膜　2:中膜　3:外膜

　　(3)外膜与中膜厚度相似,疏松结缔组织含有营养血管和神经,中膜与外膜交界处有数层不完整的外弹性膜,没有内弹性膜明显。

2. 中静脉

▲ 低倍

管腔不规则,管壁薄,三层膜分界不清楚(图9-8)。

　　(1)内膜内弹性膜不明显。

　　(2)中膜较薄,环行平滑肌纤维分布稀疏。

　　(3)外膜比中膜厚,由结缔组织构成,可见纵行的平滑肌束,无外弹性膜。

9.5 小动脉、小静脉和小淋巴管(small artery,vein and lym-phatics)(人 空肠 横切面 HE染色 切片号32)

▲ 肉眼

小动脉管壁厚,管腔小而圆;小静脉管壁薄,管腔大而不规则,常有许多血细胞。可明显分为四层结构,其中染色淡的一层即为黏膜下层。

▲ 低倍

靠腔面为黏膜层,黏膜层下方为淡红色的黏膜下层,由疏松结缔组织组成,在此层内找结构典型的小动脉、小静脉和淋巴管。

(1)小动脉:管壁较厚,管腔小而规则,三层膜分界清楚。管径较大的小动脉可见内弹性膜,中膜有3~4层环形平滑肌;管径较小的小动脉无内弹性膜,中膜有1~2层环形平滑肌(图9-9)。

① 内膜内皮的核突入腔内,呈圆形核,由平滑肌收缩所致。内皮外有少量结缔组织,内弹性膜明显(较小的小动脉,内弹性膜薄而不明显)。

② 中膜主要由数层环行排列的平滑肌组成,管径最小的动脉有断续的平缓肌纤维围绕在管壁周围。

③ 外膜由结缔组织构成,无外弹性膜。

(2)小静脉:管腔大而不规则,管壁薄,管径小的仅有内皮和少量结缔组织构成,管径较大的小静脉可见1~2层环形平滑肌。

(3)淋巴管:管壁更薄,管腔更不规则,由内皮和少量结缔组织组成。

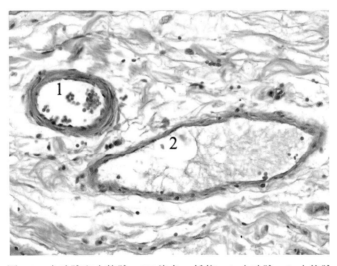

图9-9 小动脉和小静脉 HE染色 低倍 1:小动脉 2:小静脉

9.6　毛细血管(capillary)(人脊髓 横切面 HE染色 切片号60)

▲ 肉眼

脊髓横断面,中央有染色深的蝴蝶形灰质。

▲ 低倍

在灰质中观察可见许多毛细血管,部分血管腔内含有红细胞。

▲ 高倍

毛细血管横切面是由1~2个内皮细胞围成,管腔较大的是由2~3个内皮细胞围成,部分可见内皮细胞核,有的腔内含有红细胞;若切到纵切面,为两排内皮细胞形成的纵行管道(图9-10)。

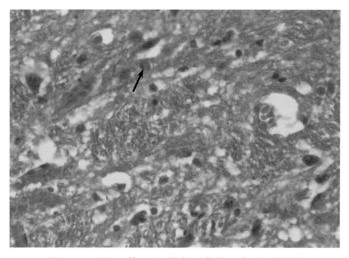

图9-10　毛细血管　HE染色　高倍　↑:内皮细胞

【实验绘图】

中动脉(低倍)。

【练习题】

1. 请在光镜下辨认以下结构:浦肯野纤维(束细胞),闰盘内弹性膜,大动脉的弹性膜。

2. 大动脉和中动脉管壁结构差异主要在哪一层?与其功能有何联系?

3. 简述心脏壁的结构。

(郑丽明)

第10章

免 疫 系 统

【实验目的】

1. 掌握胸腺、淋巴结、脾脏的光镜结构特点。
2. 熟悉淋巴器官结构与功能的联系。

▌实 验 内 容▐

10.1　胸腺(thymus)（新生儿　HE染色　切片号26）

▲ 低倍

　　表面有结缔组织被膜,被膜伸入胸腺实质成为小叶间隔,把胸腺分为许多不完全分隔的小叶。小叶周边是皮质,染色深,小叶中间为髓质,染色浅。皮质不完全包裹髓质,因此相邻小叶的髓质彼此连续(图10-1)。

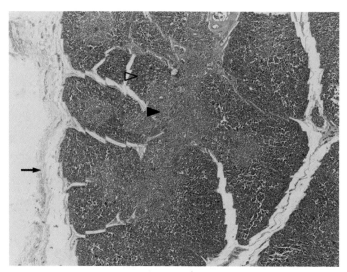

图10-1　胸腺一般结构　HE染色　低倍

↑:被膜　△:皮质　▲:髓质

(1) 皮质:主要由大量胸腺细胞和少量胸腺上皮细胞构成。
(2) 髓质:含大量胸腺上皮细胞及少量初始T细胞。

▲ 高倍

观察胸腺小体的结构：常见红色的胸腺小体，呈圆形或椭圆形，是由几层至十几层扁平的胸腺上皮细胞以同心圆方式排列形成(图10-2)。

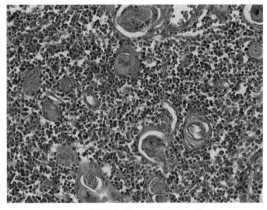

图10-2　胸腺髓质　HE染色　高倍
△:胸腺小体

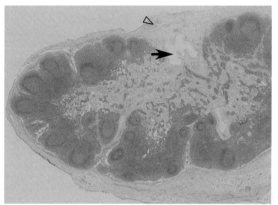

图10-3　淋巴结　HE染色　低倍
↑:输出淋巴管　△:门部

10.2　淋巴结(lymph node)(狗　HE染色　切片号24)

▲ 肉眼

外面有一薄层粉红色被膜，被膜深面染色较深的为皮质，中央染色浅的为髓质。

▲ 低倍

(1) 被膜：位于淋巴结表面，由薄层致密结缔组织构成，有数条输入淋巴管穿越被膜通入被膜下淋巴窦。淋巴结的一侧凹陷称淋巴结门部(有的切片未切到此部)，此处结缔组织较厚，无皮质，神经和血管由此出入，还有1～2条输出淋巴管由此穿出。被膜及门部的结缔组织伸入淋巴结内部形成小梁。小梁粗细不等，彼此连接，构成淋巴结的粗网架(图10-3)。

(2) 皮质：位于被膜下方，由浅层皮质、副皮质区和淋巴窦构成。

① 浅层皮质：位于皮质浅层，由淋巴小结和小结之间的弥散淋巴组织组成，淋巴小结圆形或椭圆形，染色较深，有的小结中央染色较浅，为生发中心(图10-4)。

② 副皮质区：位于皮质深层，为较大片的弥散淋巴组织，与周围组织无明显界限。副皮质区内可见毛细血管后微静脉(图10-5)。

③ 淋巴窦：可分为被膜下窦和小梁周窦，被膜下窦位于被膜下方，小梁周窦位于小梁周围。淋巴窦的壁由扁平的内皮细胞围成，窦腔内有星状内皮细胞、巨噬细胞和淋巴细胞的等。

(3) 髓质：

① 髓索:是由淋巴细胞(主要为B细胞)密集排列成许多不规则索条状结构,索条彼此连成网状,染成蓝色。

② 髓窦:即髓质内淋巴窦,染色较浅,位于髓索与髓索或小梁与髓索之间,结构与皮质淋巴窦相似。

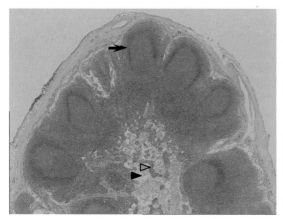 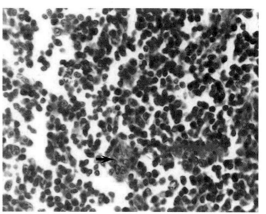

图 10-4　淋巴结　HE 染色　低倍
↑:淋巴小结　△:髓索　▲:髓窦

图 10-5　毛细血管后微静脉　HE 染色　高倍
↑:毛细血管后微静脉

▲ 高倍

观察淋巴窦的结构。窦腔中有星状内皮细胞、巨噬细胞、淋巴细胞等。星状内皮细胞为星状多突细胞,胞核较大,着色浅,胞体发出一些细长突起。巨噬细胞胞体较大,椭圆或不规则形,核小染色较深。淋巴细胞小而圆,染色深。

10.3　脾(spleen)(人　HE 染色　切片号 25)

▲ 肉眼

蓝色小点结构为白髓,红色结构为红髓。

▲ 低倍

表面呈红色的结构是被膜,脾实质内可见分布不规则的红色小梁,并见染成深紫蓝色的圆形或椭圆形的白髓,白髓周围的红色区域为红髓(图 10-6)。

(1) 被膜和小梁:被膜较厚,除了致密结缔组织外,还含有少量平滑肌纤维,表面覆盖间皮,被膜伸入脾实质形成小梁,与由门部结缔组织伸入的小梁相互连接,构成脾的支架,在小梁中有小梁动脉和小梁静脉。

(2) 白髓:由淋巴小结、动脉周围淋巴鞘和边缘区构成(图 10-7)。

① 淋巴小结:常有生发中心,在小结内可见中央动脉的分支。

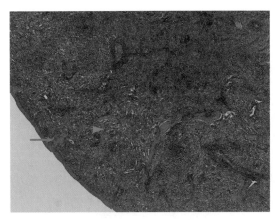 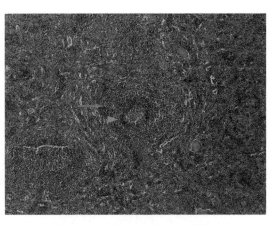

图10-6　脾脏一般结构　HE染色　低倍　　　　　图10-7　白髓　HE染色　低倍
↑:小梁　△:红髓　▲:白髓　　　　　　↑:动脉周围淋巴鞘　▲:脾小结

② 动脉周围淋巴鞘:为环绕在中央动脉周围的弥散淋巴组织,中央动脉位于淋巴鞘中央,淋巴鞘主要由 T 细胞构成。

③ 边缘区:是指白髓与红髓交界的狭窄区域,在光镜下不易区分。

(3) 红髓:由脾索和脾血窦组成(图10-8)。

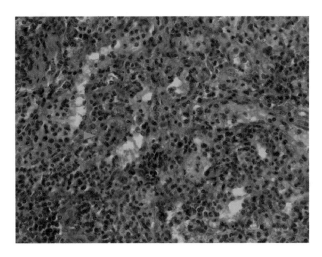

图10-8　红髓HE染色　低倍
↑:脾血窦　▲:脾索

① 脾索:由含血细胞的淋巴组织构成,呈不规则索条状,并相互连接成网,其中含有较多的B细胞、大量巨噬细胞和一些浆细胞等。

② 脾血窦:即血窦,大小不等,形状不规则,相互连接成网状。

▲ 高倍

(1) 在横切面上,脾血窦内皮细胞核呈圆形,并凸入管腔。

（2）巨噬细胞在脾索和脾血窦内都可找到,胞体较大,为圆形,胞质中吞噬有衰老的红细胞或红细胞碎屑等异物颗粒。

10.4　扁桃体(tonsil)(人　HE染色　切片号61)

▲ 肉眼

可见其为一卵圆形结构,表面有一层染色较深的上皮,上皮向深面凹陷为隐窝,在隐窝周围可见许多淋巴小结,淋巴小结的深面有染成粉红色的结缔组织被膜。

▲ 低倍

上皮为复层扁平上皮,上皮凹陷成隐窝,在隐窝周围有淋巴小结及弥散淋巴组织,淋巴组织的深面为结缔组织被膜(图10-9)。

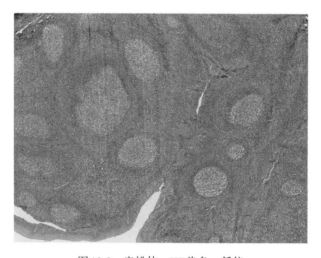

图10-9　扁桃体　HE染色　低倍

【实验绘图】

淋巴结(低倍)。

【练习题】

1. 光镜下辨认下列结构:胸腺小体,淋巴小结,髓索,髓窦,动脉周围淋巴鞘,脾索,脾血窦。

2. 试比较脾与淋巴结一般结构的异同点?

（刘　超）

第11章 内分泌系统

【实验目的】

1. 掌握甲状腺、肾上腺和脑垂体的光镜结构。
2. 掌握各内分泌腺细胞组成及功能。

▌实 验 内 容▐

11.1 甲状腺(thyroid gland)(人 HE染色 切片号45)

▲ 低倍

表面覆有结缔组织被膜,并伸入腺体内部,将腺实质分隔为不明显的小叶。小叶内有许多大小不等的圆形或不规则形滤泡,滤泡间有少量结缔组织和丰富的毛细血管(图11-1)。

▲ 高倍

滤泡上皮细胞为单层立方形或低柱状,细胞核圆形,位于细胞中央,胞质呈弱嗜碱性。滤泡腔内含有染成红色的胶质。滤泡旁细胞体积大,染色淡,单个嵌在滤泡上皮细胞之间或散在于滤泡之间的结缔组织中,此细胞数量少,不一定能观察到(图11-2)。

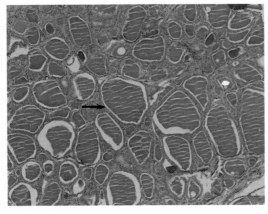

图11-1 甲状腺 HE染色 低倍

↑:甲状腺滤泡

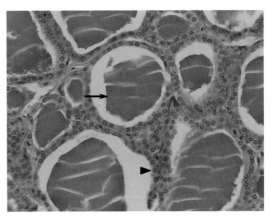

图11-2 甲状腺 HE染色 高倍

↑:胶质 ▲:滤泡上皮细胞

11.2 甲状腺(thyroid gland)(狗 银盐浸润法 切片号65)

▲ 肉眼

组织块呈棕黄色。

▲ 低倍

滤泡旁细胞着棕黑色,位于滤泡上皮细胞之间和滤泡之间。

▲ 高倍

滤泡旁细胞体积较大,胞质中含大量的棕黑色嗜银颗粒,细胞核染成淡蓝色(图11-3)。

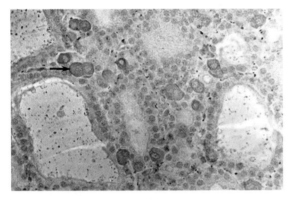

图11-3 甲状腺 银盐浸润法 高倍
↑:滤泡旁细胞

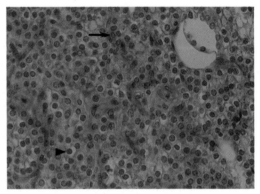

图11-4 甲状旁腺 HE染色 高倍
↑:嗜酸性细胞 ▲:主细胞

11.3 甲状旁腺(parathyroid gland)(人 HE染色 切片号46)

▲ 低倍

腺细胞排列呈团或索状,其间有较多的毛细血管和脂肪细胞。

▲ 高倍

可见两种腺细胞。
(1)主细胞:数量多,胞体较小,染色较淡。
(2)嗜酸性细胞:数量较少,胞质较大,为多边形,胞质嗜酸性,染成淡红色(图11-4)。

11.4 肾上腺(adrenal gland)(人 HE染色 切片号44)

▲ 肉眼

外周红色部分为皮质,中间淡蓝色部分为髓质,中央的空腔为中央静脉。

▲ 低倍

(1) 皮质:表面覆盖有结缔组织被膜,由外向内依次可分为三个带。皮质各带之间相互移行没有明显的界限(图11-5)。

① 球状带:位于被膜下方,较薄,细胞排列成球团状。

② 束状带:位于球状带下方,此层最厚,排列成单行或双行细胞索,并与被膜垂直。

③ 网状带:较窄,紧靠髓质,细胞索相互吻合成网,和髓质的界限参差不齐。

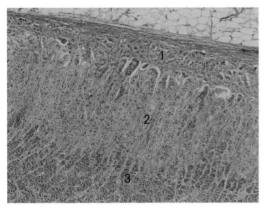

图11-5 肾上腺HE染色 低倍
1:球状带 2:束状带 3:网状带

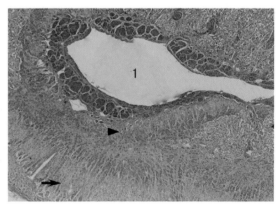

图11-6 肾上腺 HE染色 低倍
1:中央静脉 ↑:皮质 ▲:髓质

▲ 高倍

球状带细胞较小呈锥体形,胞质呈弱嗜碱性,细胞核染色较深。束状带细胞较大,呈多边形,胞质内富含脂滴,脂滴在制片时被溶解,故染色浅,呈泡沫状,细胞核着色较浅。网状带细胞较小,细胞核小着色较深,胞质呈嗜酸性。皮质各带内,在细胞索之间或细胞团之间均可见丰富的窦样毛细血管。

(2) 髓质:位于肾上腺中央(图11-6)。髓质中可见嗜铬细胞,体积较大,呈多边形,染成淡蓝色,围绕血窦排列成团或不规则索状。有的切片中可见交感神经节细胞。髓质中央有中央静脉,其管腔较大,管壁较厚,有纵行的平滑肌束。

11.5 脑垂体(hypophysis)(人 HE染色 切片号43)

▲ 肉眼

染色深的为垂体前叶,染色浅的为神经部,两者之间为中间部。

▲ 低倍

区分各部以及认识各部的基本组成部分,然后换高倍镜仔细观察各部中的微细结构(图11-7)。

(1)被膜:为致密结缔组织。

(2)远侧部:腺细胞排列成团索状,其间可见丰富的窦状毛细血管,注意观察及辨认三种细胞(图11-8)。

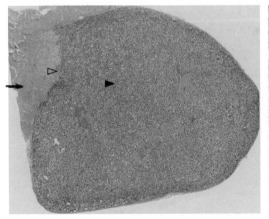

图11-7 脑垂体 HE染色 低倍
↑:神经部 △:中间部 ▲:远侧部

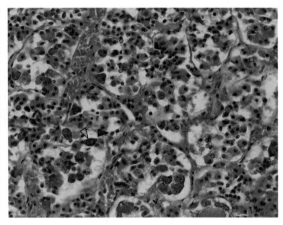

图11-8 脑垂体 HE染色 高倍
↑:嗜酸性细胞 △:嗜碱性细胞 ▲:嫌色细胞

① 嗜酸性细胞:细胞呈圆形或椭圆形,细胞界限清楚,因胞质中含有许多粗大的嗜酸性颗粒,故被染成红色。

② 嗜碱性细胞:细胞大小不等,呈椭圆形或多边形,细胞界限清楚,因胞质内含有嗜碱性颗粒,故被染成蓝色。

③ 嫌色细胞:数量多,胞体小,胞质少,着色淡,光镜下细胞轮廓不清,有的几乎只能见到细胞核。

(3)中间部:很窄,位于远侧部和神经部之间,没有明显界线。可见一些大小不等的滤泡,腔内含有红色胶质。滤泡周围尚可见嗜碱性细胞和嫌色细胞。

(4)神经部:染色淡,含大量的无髓神经纤维及散在的神经胶质细胞。神经胶质细胞形状和大小不一,有的胞质内含有棕褐色的色素颗粒。还可见大小不等的嗜酸性团块,即赫令体(图11-9)。

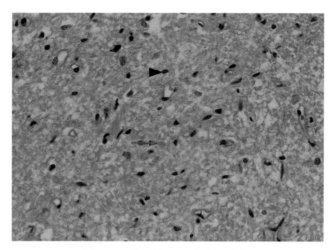

图11-9　脑垂体　HE染色　高倍

↑:赫令体　▲:垂体细胞核

【实验绘图】

甲状腺滤泡(高倍)。

【练习题】

1. 光镜下辨认下列结构:甲状腺滤泡,肾上腺皮质三个带,腺垂体三种类型腺细胞,赫令体。

2. 试列出各内分泌腺细胞组成及功能。

(刘　超)

第12章 皮 肤

【实验目的】

1. 掌握皮肤的光镜结构。
2. 了解皮肤衍生物——毛发、皮脂腺、汗腺的结构。

▌实 验 内 容▐

12.1 手掌皮(skin of the palm)(人 垂直切面 HE染色 切片号27)

▲ 肉眼

半圆形,呈红色及深紫蓝色波浪状部分为表皮,其深面的粉红色部分为真皮,外观是蜂窝状的结构为皮下组织。

▲ 低倍

可见角化的复层扁平上皮,表皮与真皮交界处起伏不平(图12-1)。

表皮分五层结构,表皮下方为真皮乳头层,此层组织向表皮底部突出,形成乳头状的隆起,称真皮乳头,乳头层深部为染色较红、较厚的网织层,二者无明显分界。真皮下方为较厚的皮下组织。网织层和皮下组织内可见环层小体(形似洋葱切面)。

▲ 高倍

(1) 表皮角化的复层扁平上皮:由基底面向游离面依次分为五层(图

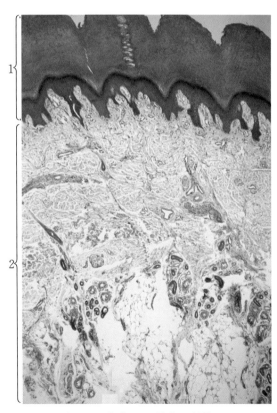

图12-1 皮肤 HE染色 低倍
1:表皮 2:真皮

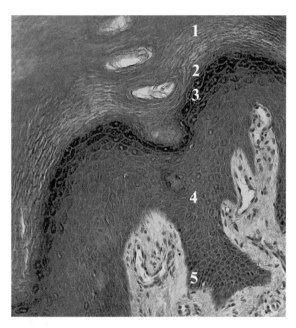

图12-2 皮肤表皮 HE染色 高倍
1:角质层 2:透明层 3:颗粒层 4:棘层 5:基底层

（2）真皮:由乳头层和网织层构成(图12-3)。

12-2)。

① 角质层:为表皮最浅层,呈红色均质状,较厚,由多层扁平的角质细胞构成,核已消失,胞质嗜酸性,呈红色均质状。

② 透明层:呈一层红色或淡蓝色透明的带状结构,核已消失,细胞分界不清(有的切片此层呈淡蓝色)。

③ 颗粒层:位于棘层上方,由2～3层梭形细胞构成,核退化、染色较浅,胞质内含有粗大的嗜碱性颗粒(透明角质颗粒)。

④ 棘层:位于基底层的上方,由几层多边形细胞组成,细胞有棘状突起。

⑤ 基底层:位于表皮的底层,为一层矮柱状的细胞,胞质嗜碱性,染色较深,细胞核排列较整齐。

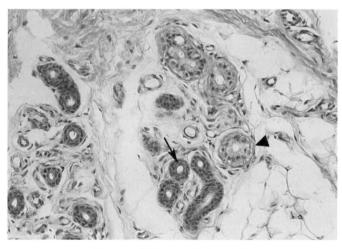

图12-3 汗腺 HE染色 高倍
▲:分泌部 ↑:导管部

① 乳头层:由薄层疏松结缔组织组成,向表皮突起的部分为真皮乳头,有的真皮乳头内含有触觉小体,为红色椭圆形结构,可见成纤维细胞核;有的真皮乳头内含毛细血管。

② 网织层:在乳头层下方,较厚,由致密的结缔组织组成,含有较大的血管、淋巴管、神经、汗腺及环层小体。汗腺的分泌部为一层锥形细胞围成,染色较浅;导管由两层立方形细胞组成,管径小,染色较深;在表皮开口处为汗孔。

12.2 头皮(scalp)(人 垂直切面 HE染色 切片号28)

▲ 肉眼

标本下方染成深紫蓝色的薄层结构为表皮,红染部分为真皮和皮下组织。在真皮及皮下组织内可见深紫蓝色的索条状结构为毛根;真皮内着色淡的细胞团结构为皮脂腺。

▲ 低倍

区别观察表皮、真皮及皮下组织,表皮为复层扁平上皮,真皮为染成红色的结缔组织。着重观察与手掌皮结构不同部位,即头皮的表皮较薄,在真皮内找到毛发,立毛肌和皮脂腺进行高倍下观察(图12-4)。

▲ 高倍

(1) 毛发:

① 毛干露于皮肤外,埋在皮肤内的棕黄色结构为毛根(有的脱落),由于切面关系,毛根可见纵切面、横切面和斜切面。

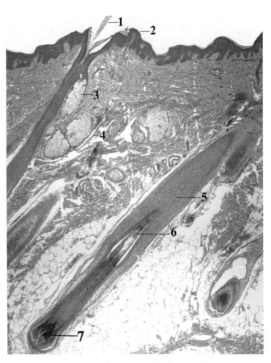

图12-4 头皮 HE染色 低倍
1:毛干 2:皮肤 3:皮脂腺 4:立毛肌
5:毛囊 6:毛根 7:毛球

② 毛根外裹毛囊,毛囊是一管状鞘,包括内层的上皮性鞘和外层的结缔组织性鞘;毛根和毛囊末端的膨大部分为毛球,结缔组织突入毛球底部即毛乳头,内含毛细血管和神经末梢(图12-5)。

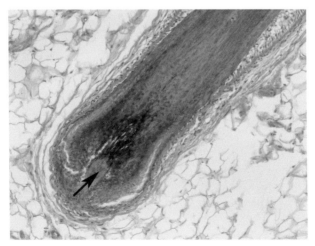

图12-5 头皮毛乳头 HE染色 高倍 ↑:毛乳头

（2）皮脂腺：在毛囊钝角侧，位于毛囊与立毛肌之间，为一团染色淡的细胞团，呈分支泡状，周边部腺细胞染色较深，胞体小，立方形，愈近中央细胞体积也愈大，染色较浅，多边形，胞质内充满空泡，是被溶解的脂滴，核固缩。导管短，为复层扁平上皮，开口于毛囊（图12-6）。

（3）立毛肌：在毛与皮肤表面成钝角一侧可见一束斜行的平滑肌束，即为立毛肌（图12-6）。

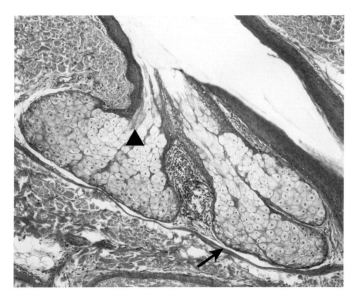

图12-6　头皮　HE染色高倍　↑:立毛肌　▲:皮脂腺

【实验绘图】

皮脂腺（高倍）。

【练习题】

1. 请在光镜下辨认以下结构：表皮五层结构，毛囊，皮脂腺，立毛肌，毛乳头，汗腺。

2. 毛发的生长点位于何处？其结构如何？

（郑丽明）

第13章
眼 和 耳

【实验目的】

1. 熟悉眼球壁组成,掌握眼角膜及视网膜的组织结构。
2. 掌握螺旋器的结构。
3. 熟悉骨迷路与膜迷路的组成。

实 验 内 容

13.1 眼球(eye ball)(人 矢状切面 HE染色 切片号57)

▲ 肉眼

整个紫红色圈状结构为眼球壁,凸出的一边为角膜,其余部分外层染成红色的结构为纤维膜和血管膜,内层紫蓝色的薄层结构为视网膜,角膜后一椭圆形的红色结构为晶状体。晶状体前方两条棕色结构为虹膜,中间的空隙为瞳孔的切面,虹膜根部呈紫色三角形结构为睫状体。

1. 眼球壁

▲ 低倍

分清眼球壁的三层结构,由外向内分为:纤维膜、血管膜、视网膜(图13-1)。

(1) 纤维膜:在最外层,呈红色,前1/6为角膜,后5/6为巩膜,主要由致密结缔组织组成。

(2) 血管膜:中间的一层,自前向后分为虹膜基质、睫状体基质和脉络膜三部分。由富含血管和色素细胞的疏松结缔组织

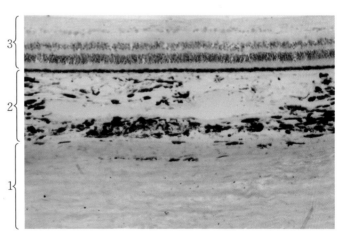

图13-1 眼球壁 HE染色 低倍
1:纤维膜(巩膜) 2:血管膜(脉络膜) 3:视网膜

组成。

（3）视网膜：为眼球壁最内层,衬于脉络膜内面,呈紫蓝色。

▲ 高倍

（1）角膜：由前向后分为五层（图13-2）：

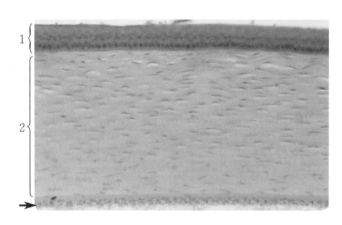

图13-2　角膜　HE染色　低倍
1:角膜上皮　2:角膜基质　↑:角膜内皮

① 角膜上皮：为未角化的复层扁平上皮,一般有5～6层细胞,上皮基部平整。

② 前界层：为一薄层透明均质膜,呈淡红色。

③ 角膜基质：较厚,由多层与表面平行排列的胶原板层构成,其间有扁平的成纤维细胞,无血管。

④ 后界层：为一薄层透明均质膜。

⑤ 角膜内皮：为单层扁平上皮组成。

（试问:保证角膜透明的结构特点有哪些?）

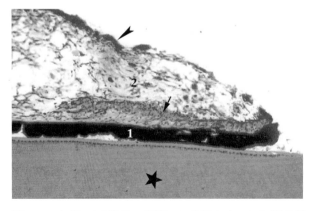

图13-3　虹膜　HE染色　低倍　1:色素上皮　2:虹膜基质
▲:前缘层　↑:瞳孔括约肌　★:晶状体纤维

（2）血管膜：由前向后分为三部分：

① 虹膜：外缘与睫状体相续,内缘为瞳孔缘。虹膜自前向后分三层（图13-3）：

• 前缘层：由一层不连续的成纤维细胞和色素细胞组成。

• 虹膜基质：为疏松结缔组织,有丰富的血管和色素细胞。

• 虹膜上皮：由两层细胞组成,前层细胞为肌上皮细胞,近瞳孔缘处呈环行走向为瞳孔括约肌,远离瞳孔缘呈放射状排列为瞳孔开大肌。后层细胞内充满色素颗粒,即色素细胞。

　　② 睫状体:切面呈三角形,分三层(图 13-4):其中,外层为睫状肌,肌纤维排列呈环行、纵行和放射状;中间是基质,为富含血管和色素细胞的结缔组织;内层为睫状上皮,由两层细胞组成:外层为立方形的色素上皮细胞,内层为立方形或矮柱状的非色素上皮细胞。

　　③ 脉络膜:衬于巩膜内面,为疏松结缔组织,富含血管和色素细胞。

　　④ 前房角:此角是虹膜、角膜和巩膜相连接处,在角膜缘内侧有一小管,管壁可见内皮细胞,为巩膜静脉窦。

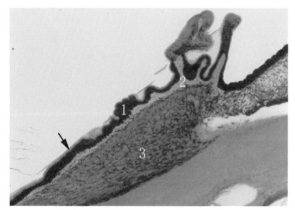

图 13-4　睫状体　HE 染色　低倍
1:色素上皮　2:睫状基质　3:睫状肌
↑:非色素上皮

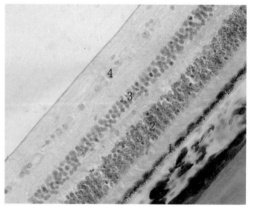

图 13-5　视网膜　HE 染色　高倍
1:色素上皮层　2:视细胞层　3:双极细胞层
4:节细胞层

　　(3) 视网膜:在 HE 切片中,由外向内可分十层(图 13-5)。

　　① 色素上皮层:呈棕黑色,为单层立方上皮,内含许多色素颗粒,细胞分界不清。

　　② 视锥视杆层:由视锥细胞和视杆细胞的外突组成,呈红色纵纹状。

　　③ 外界膜:由放射状胶质细胞外侧端与相邻细胞间的连接复合体组成的薄膜,为视锥视杆层与外核层交界处的一条红色细线。

　　④ 外核层:由视锥细胞和视杆细胞的核密集而成。

　　⑤ 外网层:由视锥细胞和视杆细胞的内突和双极细胞的树突组成,呈红色网状。

　　⑥ 内核层:由双极细胞,放射状胶质细胞核等组成。

　　⑦ 内网层:由双极细胞的轴突和节细胞的树突组成,呈淡红色的网状结构。

　　⑧ 节细胞层:由一层散在的节细胞胞体组成。

　　⑨ 视神经纤维层:由节细胞的轴突构成,呈细丝状。

　　⑩ 内界膜:视网膜内表面一条红色薄膜,由放射状胶质细胞内侧端相互连接而成。

　　(试问:视网膜主要由哪四种细胞组成? 它们是怎样构成光镜下视网膜十层结构的?)

2. 晶状体

▲ 低倍

染成红色,其外包有薄层透明的均质膜,即晶状体囊(图13-6)。

▲ 高倍

晶状体的前表面为单层立方上皮,构成晶状体上皮。在晶状体赤道处的上皮细胞变长成为晶状体纤维,核也渐消失。

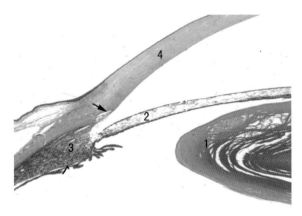

图13-6 晶状体 HE染色 低倍
1:晶状体 2:虹膜 3:睫状体
4:角膜 ↑:巩膜静脉窦

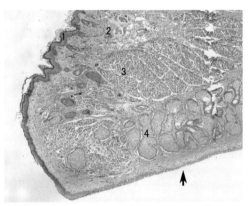

图13-7 眼睑 HE染色 低倍
1:皮肤 2:皮下组织 3:肌层
4:睑板腺 ↑:睑结膜

13.2 眼睑(eyelid)(人 矢状切面 HE染色 切片号58)

▲ 低倍

分清皮肤、皮下组织、肌层、睑板和睑结膜,然后依次观察各部(图13-7)。

(1) 皮肤:较薄,在近睑缘处可见各种断面的睫毛毛囊,睫毛根部附近的小皮脂腺又称Zeis腺,睑缘处还可见腺腔较大的汗腺,称睫腺(Moll腺)。

(2) 皮下组织:为薄层疏松结缔组织。

(3) 肌层:在皮肤内面为成束的骨骼肌,即眼轮匝肌。

(4) 睑板:由致密结缔组织构成,内有睑板腺,为皮脂腺,有导管开口于睑缘。

(5) 睑结膜:为薄层黏膜,上皮为复层柱状上皮,固有层为薄层结缔组织。

13.3 内耳(the inner ear)(豚鼠 通过蜗轴垂直切面 HE染色 切片号59)

制作内耳标本比较困难,切片较厚,位觉斑(图13-8),壶腹嵴(图13-9)和螺旋器(图13-10)的各种细胞不易分出,因此观察内耳时需仔细认真,同时参考教材内插图了解三种感受器的结构。

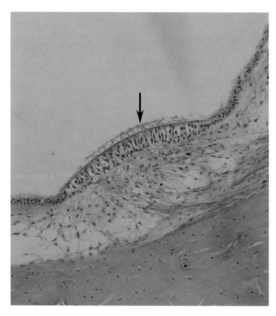

图13-8 位觉斑 HE染色 低倍
↑:位觉斑

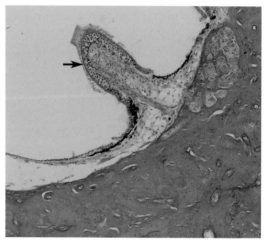

图13-9 壶腹嵴 HE染色 低倍
↑:壶腹嵴

【实验绘图】

膜蜗管(低倍)。

【练习题】

1. 在光镜下辨认以下结构:角膜五层结构,虹膜三层结构,睫状体,视网膜四层细胞,螺旋器。

2. 简述内耳三种感受器名称、位置以及功能。

(祝晓梅)

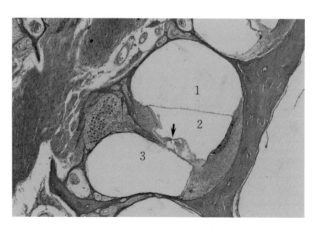

图13-10 耳蜗横断面 HE染色 低倍
1:前庭阶 2:膜蜗管 3:鼓室阶 ↑:螺旋器

第14章 消 化 管

【实验目的】

1. 掌握消化管壁的一般结构。
2. 掌握消化管各段黏膜的结构特点。
3. 熟悉消化管各段结构与其功能的相应关系。

实 验 内 容

14.1 食管(esophagus)（人 横切面 HE染色 切片号29）

▲ 肉眼

此标本为部分食管的横切面,上皮游离面即管腔面朝下。由游离面向外膜依次可见薄层蓝色上皮、淡红色的固有层、黏膜下层及深红色的肌层,外膜肉眼不易分辨。

▲ 低倍

移动切片由腔面向外分别可见:

(1) 黏膜(图14-1):

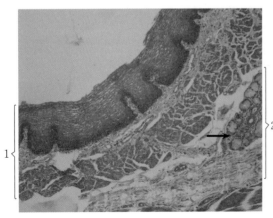

图14-1 食管 HE染色 低倍
1:黏膜 2:黏膜下层 ↑:食管腺

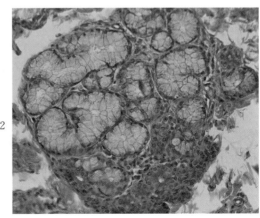

图14-2 食管腺 HE染色 高倍

① 上皮:较厚,为复层扁平上皮(未角化)。

② 固有层:较薄,为疏松结缔组织,含有血管、淋巴管及食管腺导管等。

③ 黏膜肌层:较厚,是一层纵行的平滑肌,在本切片上肌细胞呈横断面。

(2) 黏膜下层:为疏松结缔组织,内含呈淡蓝色的黏液性食管腺及2~3层细胞围成的导管(图14-1,图14-2)。

(3) 肌层:分为内环、外纵两层,切片中内层为肌纤维的纵切面(环形肌),外层为横切面(纵形肌)。两层之间有结缔组织分隔,其中可见肌间神经丛。

(4) 外膜:为纤维膜,由结缔组织构成,内有血管、淋巴管和神经。

▲ 高倍

在肌层的内环、外纵肌之间,可见含神经细胞胞体的肌间神经丛。注意区分肌纤维类型(图14-3),判断你所观察的标本取自食管的哪一段。

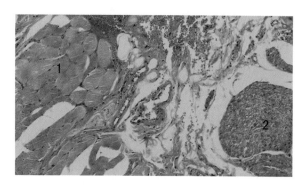

图14-3　食管壁肌层　HE染色　低倍
1:骨骼肌　2:平滑肌

14.2　胃(stomach)(人胃体 HE染色 切片号30)

▲ 肉眼

腔面朝下,由下向上依次可见紫红色的黏膜层、淡红色的黏膜下层和深红色的肌层,外膜薄,不易辨认。

▲ 低倍

移动切片,识别胃壁四层结构,重点观察黏膜(上皮、胃小凹、固有层中的胃底腺)(图14-4)。

(1) 黏膜:

① 上皮:为单层柱状上皮,与胃小凹上皮相连续。

② 固有层:此层充满胃底腺(分支或不分支的单管状腺),开口于胃小凹,由于腺体弯曲,故切片中呈现长管状、圆形或不规则形切面。此层中可见较多浆细胞和淋巴细胞。

③ 黏膜肌层:为内环形、外纵行两层平滑肌。

(2) 黏膜下层:由疏松结缔组织组成,内有血管、淋巴管及黏膜下神经丛。

(3) 肌层:为较厚的平滑肌层,其肌纤维大致排列成内斜、中环和外纵三层,在肌层之间可见肌间神经丛(图14-5)。

(思考:如何识别组织切片内的神经元?)

（4）外膜：为浆膜，薄层疏松结缔组织表面覆有间皮。

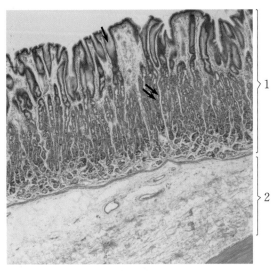
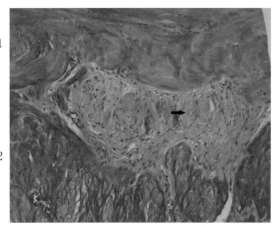

图14-4　胃黏膜及黏膜下层　HE染色　低倍
1：黏膜　2：黏膜下层　↑：胃小凹　↑↑：胃底腺

图14-5　胃壁肌间神经丛　HE染色　高倍
↑：神经元

▲ 高倍

位于胃表面和胃小凹的表面黏液细胞呈柱状，核呈椭圆形，位于细胞基部，顶部胞质染色淡，呈透明状。（分析：何故？）

胃底腺中的两种主要细胞（图14-6）：

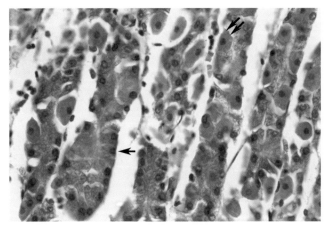

图14-6　胃底腺　HE染色　高倍
↑：主细胞　↑↑：壁细胞

（1）主细胞：又称胃酶细胞，数目众多，主要分布于胃底腺的体部和底部；细胞呈柱状，胞质嗜碱性,染成蓝紫色。细胞顶部胞质中含大量的酶原颗粒,因切片中酶原颗粒溶失而染色较淡。核呈圆形,位于细胞基部。

(2)壁细胞:又称泌酸细胞,在胃底腺的峡部和颈部较多;细胞体积较大,呈圆形或圆锥形。细胞质强嗜酸性,染成红色。核圆形,位于细胞的中央,有时可见双核。

此外在胃底腺的颈部可见少数的颈黏液细胞,夹在壁细胞之间,细胞呈柱状,细胞核呈扁圆形,位于细胞基部,胞质染色浅。

14.3 十二指肠(duodenum)(人 横切面 HE染色 切片号31)

▲ 肉眼

根据染色深浅区分黏膜、黏膜下层及肌层。肠腔面有许多细小突起,即肠绒毛。

▲ 低倍

先从肠腔面向外依次观察肠壁四层结构特点和肠绒毛的结构,然后换高倍镜观察黏膜上皮、绒毛的组成、固有层肠腺的结构及黏膜下层中十二指肠腺腺泡的特点(图14-7)。

(1)黏膜:

① 上皮:为单层柱状上皮,主要由柱状细胞(吸收细胞)和杯状细胞组成。单层柱状上皮覆在肠绒毛的表面。

② 固有层:由富含细胞成分的结缔组织组成,内有上皮下陷形成的单管状小肠腺,可被切成纵、斜、横各种切面,开口于绒毛根部。固有层构成绒毛中轴,其中含有毛细血管、分散的纵行平滑肌纤维、淋巴细胞、浆细胞等,但中央乳糜管在本片中不易看到。

③ 黏膜肌层:由内环、外纵两层平滑肌组成。

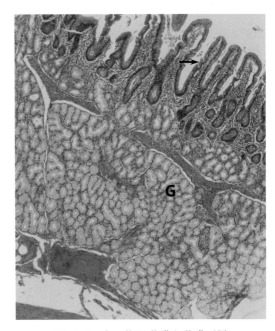

图14-7 十二指肠黏膜和黏膜下层
HE染色 低倍 ↑:肠绒毛 G:十二指肠腺

(2)黏膜下层:为疏松结缔组织,内有大量的黏液腺,即十二指肠腺。腺细胞胞质染色淡,核扁圆,位于细胞基部。注意十二指肠腺是辨认十二指肠的主要特征。

(3)肌层:为内环、外纵两层平滑肌,两层间可见肌间神经丛。

(4)外膜:区分是纤维膜还是浆膜。

14.4 空肠(jejunum)(人 横切面 HE染色 切片号32)

▲ 肉眼

肠腔面呈紫红色的部分为黏膜,上方较红的部分为肌层,二者间浅红色部分为黏膜下层。腔面可见大的突起为环形皱襞,皱襞表面可见很多细条状结构为肠绒毛。

(分析:环形皱襞和肠绒毛结构有何不同?)

▲ 低倍

腔面有几个环形皱襞,皱襞表面有许多不同切面的肠绒毛。辨认肠壁各层结构及环形皱襞、肠绒毛组成(图14-8,图14-9)。

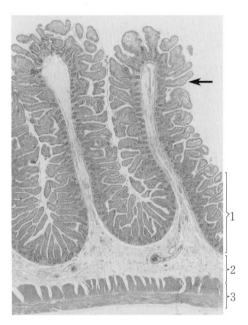

图14-8 空肠环形皱襞 HE染色 低倍
1:黏膜 2:黏膜下层 3:肌层 ↑:肠绒毛

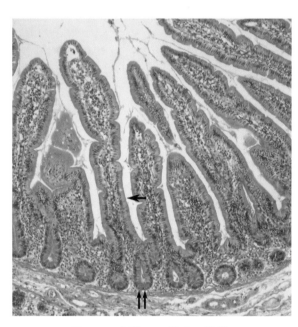

图14-9 空肠 HE染色 低倍
↑:肠绒毛 ↑↑:小肠腺

▲ 高倍

吸收细胞游离面有一红色的带状结构,即纹状缘,其在电镜下为何种结构?绒毛中轴的固有层内可见纵行的中央乳糜管(图14-10),此片乳糜管壁多数塌陷不易辨认。(思考:中央乳糜管与毛细血管有何不同?)小肠腺底部可见三五成群的潘氏细胞,胞体呈锥体形,核呈圆形,位于基底部;顶部胞质内含有粗大的嗜酸性颗粒,染成鲜红色(图14-11)。肌间神经丛明显可见。

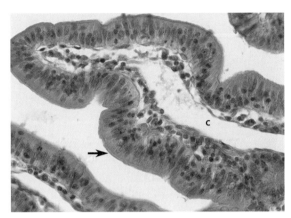

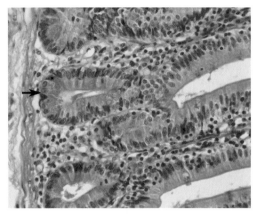

图14-10 小肠绒毛(回肠) HE染色 高倍

↑:纹状缘 C:中央乳糜管

图14-11 小肠腺(空肠) HE染色 高倍

↑:潘氏细胞

14.5 回肠(ileum)(狗 纵切面 HE染色 切片号33)

肠壁结构与十二指肠、空肠类似,其特点是固有层淋巴组织发达,由多个淋巴小结聚集成集合淋巴小结(图14-12),并可突入黏膜下层,淋巴小结上方绒毛较低而稀疏。本片肠绒毛内中央乳糜管清晰易见(图14-10)。

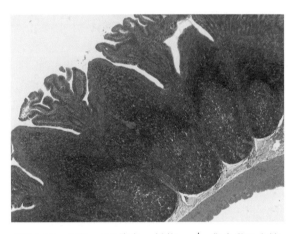

图14-12 回肠 HE染色 低倍 ☆:集合淋巴小结

14.6 结肠(colon)(狗 纵切面 HE染色 切片号34)

▲ 肉眼

根据染色深浅区分黏膜、黏膜下层及肌层。

▲ 低倍

分清肠壁各层(图14-13),特别注意黏膜部分与小肠有何不同? 有无环形皱襞和肠绒毛?

（1）黏膜：

① 上皮：为单层柱状上皮，杯状细胞多。

② 固有层：大肠腺发达，较小肠腺长而密，杯状细胞多（图14-14）。大肠腺间有孤立淋巴小结分布，有的可突入黏膜下层。

③ 黏膜肌层：由内环、外纵两层平滑肌组成。

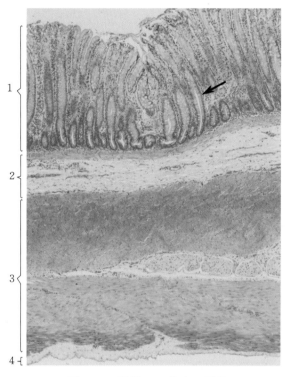

图14-13　结肠　HE染色　低倍
1：黏膜　2：黏膜下层　3：肌层　4：浆膜　↑：大肠腺

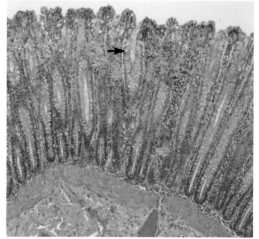

图14-14　结肠黏膜　HE染色　低倍
↑：杯状细胞

（2）黏膜下层：为疏松结缔组织，可见黏膜下神经丛。

（3）肌层：由内环、外纵两层平滑肌组成，内环肌较发达，两层肌间有少量结缔组织和肌间神经丛。

（4）外膜：为浆膜，间皮大部分脱落。

14.7　阑尾（appendix）（人　横切面　HE染色　切片号35）

▲ 肉眼

管腔小而平整，壁薄。

▲ 低倍

分清各层,注意与结肠壁结构相比,有哪些主要特征。

(1) 黏膜(图14-15):

① 上皮:单层柱状,杯状细胞较多。

② 固有层:肠腺短而少,淋巴组织丰富,突入黏膜下层。

③ 黏膜肌层:常被淋巴组织穿过而不完整。

(2) 黏膜下层:为疏松结缔组织,含有大量淋巴细胞。

(3) 肌层:内环、外纵两层平滑肌。

(4) 外膜:为浆膜,少部分区域可见连续的间皮,大部分外膜脱落。

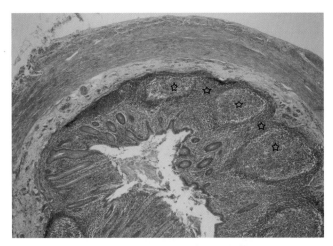

图14-15 阑尾 HE染色 低倍
☆:淋巴组织

【实验绘图】

胃底腺(高倍)。

【练习题】

1. 请在光镜下辨认以下结构:食管腺,胃底腺,主细胞,壁细胞,环形皱襞,肠绒毛,中央乳糜管,纹状缘,小肠腺,潘氏细胞,集合淋巴小结。

2. 联系功能叙述消化管各段黏膜结构特点。

(吕正梅)

第15章 消化腺

【实验目的】

1. 了解颌下腺的一般结构(实验以下颌下腺为例)。
2. 区分胰腺外分泌部和内分泌部(胰岛),掌握外分泌部腺泡的结构特点。
3. 掌握肝小叶的结构和门管区的组成。

▌实 验 内 容▐

15.1 下颌下腺(submandibular gland)(人 HE染色 切片号36)

▲ 肉眼

可见标本呈许多蓝紫色的小块,即小叶。

▲ 低倍

腺实质被结缔组织分隔成许多小叶。小叶内腺泡多数为染色较深的浆液性腺泡,染色较浅的黏液性腺泡及混合性腺泡较少。在腺泡间可见染色较红的,由单层柱状上皮围成的纹状管,管径较大。小叶间结缔组织中可见小叶间导管,管径也较大,由假复层柱状上皮围成(图15-1)。

▲ 高倍

(1)浆液性腺泡:腺腔不明显,细胞呈锥体形,核圆形,位于细胞基部。顶部胞质内含有嗜酸性分泌颗粒,故染色较红;基部胞质嗜碱性较强。

(2)黏液性腺泡:细胞呈锥体形,胞质着色较浅,细胞界限清楚。核扁圆形,位于细胞基部。

(3)混合性腺泡:在切片中常

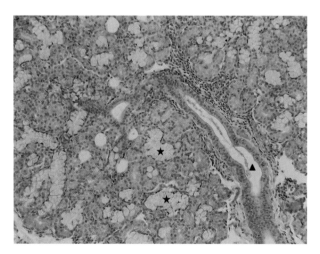

图15-1 下颌下腺 HE染色 低倍
★:黏液性腺泡 ▲:导管

见的形式是在黏液性腺泡的底部,附着少量浆液性腺细胞,呈半月形,故称浆半月。

闰管少见,位于腺泡间,管径小,管壁由单层扁平或单层立方上皮构成。

15.2 胰腺(pancreas)(人 HE染色 切片号37)

▲ 肉眼

外观不规则、大小不等的区域即为小叶。

▲ 低倍

胰腺组织被结缔组织分隔成许多小叶。首先分清内分泌部和外分泌部。外分泌部为染色较深的浆液性腺泡。腺泡之间可见散在分布的染色较浅、大小不等、形状不规则的细胞团,即胰岛(内分泌部)(图15-2)。

▲ 高倍

(1) 外分泌部:腺泡由单层锥体形细胞组成,核圆形,位于细胞基底部。顶部胞质中含有红色的酶原颗粒;基部胞质嗜碱性强,染成蓝紫色。在腺泡腔内可见体积小、染色浅、核圆形或卵圆形的泡心细胞(图15-3)。

(思考:泡心细胞是如何形成的?)

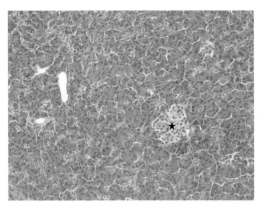

图15-2 胰腺 HE染色 低倍 ★:胰岛

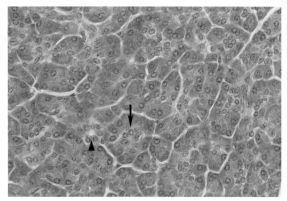

图15-3 胰腺外分泌部 HE染色 高倍
↑:泡心细胞 ▲:闰管

闰管在腺泡附近寻找。该管由单层扁平或单层立方上皮构成,管腔很小。小叶内导管位于小叶内结缔组织中,管壁为单层立方上皮构成。小叶间导管位于小叶间结缔组织中,管壁由单层柱状上皮构成(图15-3)。

(2) 内分泌部:又称胰岛,在HE染色的切片中,胰岛为染色淡的细胞团,相邻腺细胞界限不清,细胞间有丰富的毛细血管。

(试问:HE标本中能区分出不同类型的细胞吗?)

15.3　肝脏(liver)(人、猪　HE染色　切片号38、66)

▲ 肉眼

在切片边缘可见一粉红色的细线,即为被膜的切面,标本实质中可见许多小腔,多为血管的切面。

▲ 低倍

对比观察人肝和猪肝切片,人肝标本一侧有肝被膜,上覆一层间皮,其余为肝实质,由于人肝小叶间结缔组织很少,故肝小叶分界不清;而猪肝小叶周围结缔组织较多,故分界明显。观察人肝时,先在肝小叶中央找到中央静脉,然后大致确定出一个肝小叶。小叶内肝索以中央静脉为中心向周围呈放射状排列,肝索之间的空隙为肝血窦。在相邻肝小叶之间的三角形或椭圆形区域有较多的结缔组织,其中含有小叶间动脉、小叶间静脉及小叶间胆管,此区域即为门管区(图15-4,15-5)。

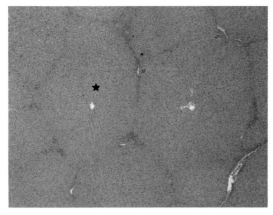 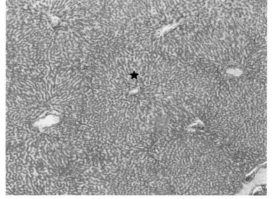

图15-4　肝脏(猪)　HE染色　低倍　★:肝小叶　　　图15-5　肝脏(人)　HE染色　低倍　★:肝小叶

▲ 高倍

(1) 肝小叶(图15-6):

① 中央静脉:位于肝小叶中央,管壁很薄,由一层内皮细胞构成。由于肝血窦开口于中央静脉,故管壁不完整。

② 肝索:在切片中肝板呈索状,故称肝索。肝索有分支互相连接成网状。肝细胞体积较大,呈多边形,界限不清;核圆形,位于细胞中央,可见双核,核膜清晰,核仁明显。

(注意分析:肝细胞的结构特点与功能的关系。)

③ 肝血窦:位于肝索之间,形状不规则,呈放射状,开口于中央静脉。窦壁由扁平的内皮细胞构成,细胞之间有较大的间隙,核小,呈扁圆形,染色较深,突向窦腔。肝血窦内有散在的肝巨噬细胞(又称kupffer细胞),体积较大,因为常伸出伪足状突起而形态不规则,胞质内可见吞噬颗粒(图15-7)。

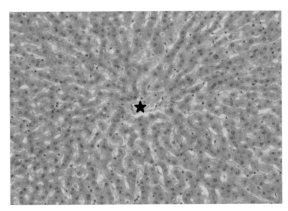

图15-6 肝小叶 HE染色 高倍 ★:中央静脉

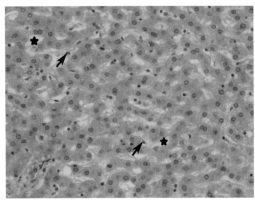

图15-7 肝脏 HE染色 高倍 ★:肝血窦
↑:枯否细胞

（2）门管区：其中可见三种伴行管道的断面（图15-8）。

① 小叶间动脉：管径很细、腔小，内皮外有几层环形平滑肌细胞。

② 小叶间静脉：管腔大而不规则，壁薄，内皮外仅有少量散在的平滑肌细胞。

③ 小叶间胆管：管壁由单层立方上皮组成。

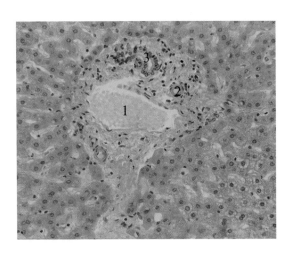

图15-8 肝门管区 HE染色 高倍
1:小叶间静脉 2:小叶间动脉 3:小叶间胆管

【实验绘图】

肝小叶和门管区（低倍）。

【练习题】

1. 请在光镜下辨认以下结构：胰岛，肝小叶，门管区。

2. 叙述胰腺外分泌部和内分泌部的结构组成及功能。

3. 通过对肝脏切片的观察，叙述肝小叶的结构组成。分析临床上肝炎病人常常伴有巩膜、皮肤黄疸的组织学结构基础。

（冯利杰）

第16章

呼吸系统

【实验目的】

1. 掌握气管管壁结构。
2. 掌握肺导气部与呼吸部的组成和结构。

┃实 验 内 容┃

16.1　气管(trachea)(人　HE染色　切片号39)

▲ 肉眼

切片为部分气管横断面。凹面为管腔面,中间的紫蓝色带状结构为软骨。缺口处为气管壁的背侧。

▲ 低倍

由腔面向外分为黏膜、黏膜下层和外膜三层(图16-1)。

(1)黏膜:

① 上皮为假复层纤毛柱状上皮,其游离面可见成簇的纤毛。上皮内有大量的杯状细胞。基膜明显,为一折光性较强、淡红色带状结构。

② 固有层为疏松结缔组织组成,内含较多的弹性纤维,在本片中呈红色发亮的点状结构。此外,还有丰富的血管、淋巴管和浆细胞。

(2)黏膜下层:由疏松结缔组织组成,含有大量混合性腺,此层与固有层和外膜无明显分界。

(3)外膜:很厚,由"C"形透明

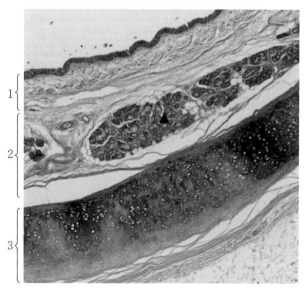

图16-1　气管　HE染色　低倍
1:黏膜　2:黏膜下层　3:外膜
★:透明软骨　▲:混合腺

软骨环和致密结缔组织组成。在软骨缺口处可见平滑肌,部分切片中还可见混合性腺。

▲ 高倍

在假复层纤毛柱状上皮内夹有杯状细胞。杯状细胞较高,形似高脚酒杯,顶部胞质含黏原颗粒(因HE染色标本不易保存而成空泡状)。细胞核位于细胞基部,染色较深。

16.2 肺(lung)(人 HE染色 切片号40)

▲ 肉眼

染成紫红色,似海绵状或蜂窝状结构。

▲ 低倍

标本一侧覆盖浆膜,肺实质由各级支气管和肺泡组成。肺内支气管的各级分支可根据管壁结构、管径大小和管壁有无肺泡开口加以区别。

▲ 高倍

(1) 肺内支气管:管壁结构与气管相似,但支气管在肺内反复分支,其管径逐渐变细,上皮变矮,杯状细胞逐渐减少,基膜依然清晰可见,固有层平滑肌逐渐增多,黏膜下层的腺体和外膜中软骨片逐渐减少(图16-2)。

(2) 细支气管:为假复层或单层纤毛柱状上皮,杯状细胞、腺体和软骨片逐渐减少或消失,环形平滑肌层相对增多(图16-3)。

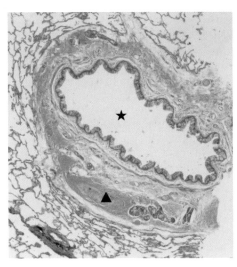
图16-2 肺 HE染色 低倍
★:小支气管 ▲:软骨片

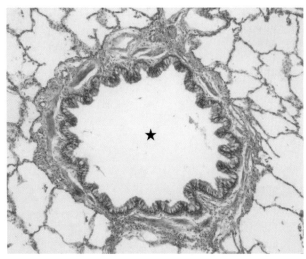
图16-3 肺细支气管 HE染色 高倍 ★:细支气管

(3) 终末细支气管(图16-4)：

黏膜皱襞明显,管腔呈星状,上皮为单层柱状上皮。杯状细胞、腺体和软骨片均消失,平滑肌明显,形成完整的环形肌层。

从肺内支气管到终末细支气管,这些管道逐渐分支并移行,所以在切片中能见到各种切面,要抓住各段的主要结构特点来加以识别。

(4) 呼吸性细支气管:管壁不完整,其缺口处为肺泡开口处,上皮为单层立方上皮(图16-5)。

(5) 肺泡管:管壁上有许多肺泡的开口,故其自身结构仅在相邻肺泡之间肺泡隔的末端部分存在,上皮为单层立方或扁平,下有薄层结缔组织和少量平滑肌。在切片上,肺泡管的特点是在相邻肺泡开口之间有红色的结节状膨大(图16-5)。

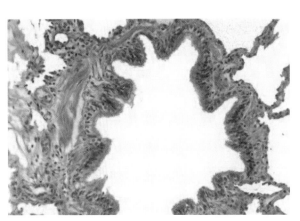

图16-4　肺终末细支气管　HE染色　高倍

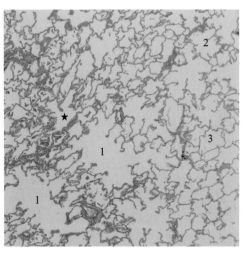

图16-5　肺呼吸部　HE染色　低倍　★:呼吸性细支气管　1:肺泡管　2:肺泡囊　3:肺泡

(6) 肺泡囊:为几个肺泡共同开口处,其相邻肺泡开口之间无结节状膨大(图16-5)。

(7) 肺泡:为不规则的空泡状结构。肺泡上皮细胞有单层扁平和立方两种,但光镜下不易区分。肺泡上皮之间的薄层结构为肺泡隔,内有丰富的毛细血管和大量的弹性纤维。肺泡隔和肺泡腔内常见巨噬细胞。该细胞体积大,胞质内含吞噬颗粒。吞噬灰尘的肺巨噬细胞为尘细胞(图16-5)。

【实验绘图】

气管(低倍)。

【练习题】

1. 在光镜下辨认以下结构:细支气管,终末细支气管,肺泡管,肺泡。

2. 临床上支气管哮喘的发生与肺导气部的哪一段结构变化规律有关? 发生这种变化的组织学结构基础是什么?

(冯利杰)

第17章
泌尿系统

【实验目的】

1. 熟悉肾脏的一般结构,掌握肾小体、肾小管结构特点。
2. 了解排尿管道的构造。

实 验 内 容

17.1　肾(kidney)(人 HE 染色 切片号41)

▲ 肉眼

肾实质浅部深红色区域为皮质,深部浅红色区域为髓质。

▲ 低倍

从表面向深部逐步观察:

(1)被膜:为一薄层致密结缔组织。

(2)皮质:此层内可见大量球团状的肾小体和各种切面的肾小管(多为近、远曲小管),此为皮质迷路,其中的小血管为小叶间动脉和静脉;相邻两皮质迷路间是纵行的近端和远端小管直部、直集合小管等构成的髓放线(图17-1)。

(3)髓质:位于皮质深部,可见近端小管直部,远端小管直部,细段和集合小管等结构的横断面,皮、髓质间可见的较大的血管为弓形血管,相邻两肾锥体之间可见肾小体的部分为肾柱。

▲ 高倍

(1)肾小体:位于皮质迷路,是由血管球和包在其外的肾小囊构成的球

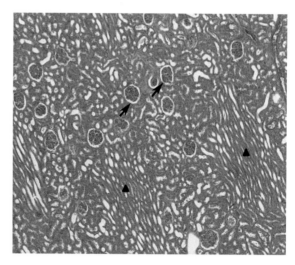

图17-1　肾　HE染色　低倍

↑:肾小体　▲:髓放线

形结构。其一端见微动脉进出,为血管极;偶尔在另一端可见肾小囊囊腔通入肾小管,此为尿极。肾小囊分脏层和壁层,其间为肾小囊腔。肾小囊的壁层为单层扁平上皮,脏层细胞核较大而圆,着色较浅,突向肾小囊腔,是足细胞。血管球为毛细血管反复盘绕形成的毛细血管团,其中足细胞、球内系膜细胞和毛细血管内皮细胞的细胞核堆积在一起,难以区分(图17-2)。

(试问:电镜下滤过屏障在切片中位于何处,包括哪些结构?)

(2)近端小管曲部(近曲小管):在肾小体周围,管腔小且不规则,管壁由单层锥体形细胞构成,细胞界限不清楚。(分析:为什么?)胞核圆形,位于细胞基部,排列较稀疏,胞质深红色。在较好的切片中,可见游离面刷状缘和基底纵纹(图17-2)。

(3)远端小管曲部(远曲小管):位于肾小体附近,由单层立方上皮构成,细胞界限较清楚,胞质染色较浅,核圆,居中。因细胞矮及细胞游离面缺少刷状缘,故管腔相对较大。在紧贴血管极处的远曲小管起始部,细胞变高变窄,细胞核排列紧密,此处为致密斑。在由出、入球微动脉和致密斑组成的三角区内,有一群间质细胞,细胞较小,有短小突起,染色较淡,此即球外系膜细胞(图17-2)。

(4)近端小管直部(近直小管)和远端小管直部(远直小管):位于髓放线和髓质内,结构分别与相应小管的曲部相似。

(5)细段:位于髓放线和髓质内,管径很细,细胞呈扁平形,常凸入管腔。细段在切片上需与毛细血管区别,前者胞质较多,管腔无红细胞,后者胞质很少,核较扁平,管腔中常可见到红细胞。

(6)集合管:位于髓放线和髓质内,上皮为立方形或柱状,细胞排列整齐,分界清楚,胞质透明,核圆,染色较深(图17-3)。

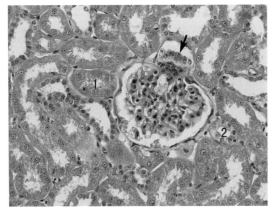

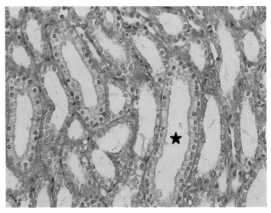

图17-2 肾皮质 HE染色 高倍   图17-3 肾髓质 HE染色 高倍 ★:集合管
1:近曲小管 2:远曲小管 ↑:致密斑

17.2 输尿管(ureter)(人 HE染色 切片号42)

▲ 肉眼

为输尿管的横切面,管腔呈星形。

▲ 低倍

管壁由内向外分为黏膜、肌层和外膜三层。黏膜形成许多纵行皱襞,使管腔显得不规则(图17-4)。

▲ 高倍

(1)黏膜:上皮为变移上皮,固有层由结缔组织构成。

(2)肌层:为内纵外环的平滑肌。

(3)外膜:为疏松结缔组织,其中含有血管和小神经束。

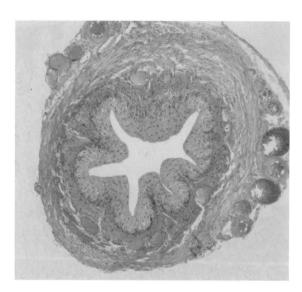

图17-4 输尿管 HE染色 低倍

17.3 膀胱(urinary bladder)收缩期(人 HE染色 切片号6)

▲ 低倍

膀胱壁由内向外分为黏膜、肌层和外膜三层。黏膜向腔内伸出不规则的皱襞。

▲ 高倍

黏膜上皮为变移上皮,固有层为细密的结缔组织。肌层较厚,三层平滑肌排列疏松,不规则。外膜为纤维膜。

【实验绘图】

肾小体(高倍)。

【练习题】

1. 在光镜下辨认以下结构:肾小体,近曲小管,远曲小管,致密斑。
2. 叙述肾小体的结构及其与原尿形成的关系。

(冯利杰)

第18章 男性生殖系统

【实验目的】

1. 掌握睾丸、附睾的光镜结构特点。
2. 熟悉生精小管、各级生精细胞的形态结构特点。
3. 了解输精管和前列腺结构。

‖实 验 内 容‖

18.1　睾丸(testis)(人　HE染色　切片号47)

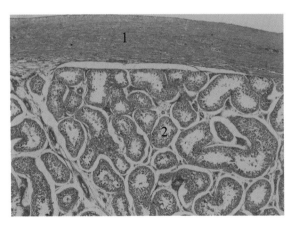

图18-1　睾丸　HE染色　低倍　1:白膜　2:生精小管

▲ 肉眼

切片为圆锥形,弧形表面染色较红的薄层结构为鞘膜脏层和白膜,其余有密集小红点的为生精小管和睾丸间质。

▲ 低倍

睾丸表面为浆膜(鞘膜脏层),其下方白膜由致密结缔组织组成。睾丸的实质由多种切面的生精小管组成,生精小管间为睾丸间质,由疏松结缔组织组成,其中有成群或单个分散的间质细胞(图18-1)。

▲ 高倍

(1) 生精小管:管壁由复层的生精上皮组成。生精上皮细胞有两种:支持细胞和生精细胞。生精上皮基膜外有结缔组织和肌样细胞包绕,后者为长扁平形,染色较淡。

① 生精细胞:由基膜向腔面排列成多层,按发育程度依次分为精原细胞、初级精母细胞、次级精母细胞、精子细胞、精子(图18-2)。

• 精原细胞:靠近基膜,常排列成一层,体积较小,呈圆形,核圆染色深。

• 初级精母细胞:位于精原细胞的内侧,一层或数层,在各级生精细胞中体积最大,核也大而圆,核内常见点状或线状的染色体。

· 次级精母细胞:位于初级精母细胞的内侧,胞体大小与精原细胞相当,呈圆形,细胞核也较小,但该细胞很快进行第二次减数分裂,故切片中不易看到。

· 精子细胞:近腔面,排列成多层,细胞体积最小,胞质嗜酸性,核圆,着色最深。

· 精子·多靠近管腔面,头部小,梨形,核染色深,可见粉红色尾部游离于腔内。

② 支持细胞:位于生精细胞之间,细胞很大,呈不规则的长锥形,从基膜直达腔面,但在切片中,细胞轮廓不清,细胞核较大,呈卵圆形、三角形或不规则形,染色浅,核仁明显(图18-2)。

(2)睾丸间质细胞:在生精小管之间富含血管的疏松结缔组织中,常三五成群,细胞体积较大,呈圆形或多边形,胞质嗜酸性,核圆形(图18-2)。

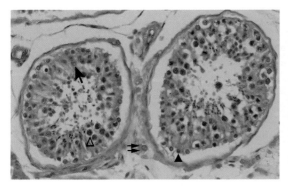 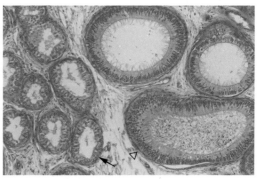

图18-2 睾丸 HE染色 高倍
▲:精原细胞 △:初级精母细胞
↑:支持细胞 ↑↑:睾丸间质细胞

图18-3 附睾 HE染色 高倍
↑:输出小管 △:附睾管

18.2 附睾(epididymis)(人 HE染色 切片号48)

▲ 低倍

可见两种形态不同的管道,一种管腔不规则,为输出小管,位于附睾头部;另一种管壁厚,管腔规则,为附睾管,位于附睾体部和尾部。管壁上皮外面为结缔组织,其中含有血管和薄层平滑肌(图18-3)。

▲ 高倍

(1)输出小管:管壁由高柱状含纤毛的细胞和低柱状细胞相间排列组成,以致管腔面起伏不平呈波纹状,细胞界限不清。在较暗的光线下,可见柱状细胞表面的纤毛。管腔中可见分泌物。上皮基膜外有薄层平滑肌围绕。

(2)附睾管:上皮是假复层柱状上皮,由主细胞和基细胞组成。主细胞表面具有粗长静纤维。基细胞较小,核靠近基膜。附睾管管腔平整,内含大量的精子和分泌物。上皮基膜外有薄层平滑肌围绕。

两种管道的基膜外均可见少许平滑肌包绕。

18.3　输精管(deferent duct)(人　横切面　HE染色　切片号49)

▲ 肉眼

为一圆形断面。管壁较厚,中央有窄腔,腔面蓝色部分为黏膜上皮。

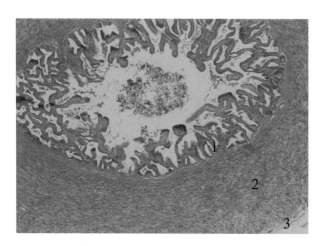

图18-4　输精管　HE染色　低倍
1:黏膜层　2:肌层　3:外膜

▲ 低倍

管壁从腔面向外依次分三层:黏膜层、肌层和外膜。黏膜向管腔内凸起形成许多皱襞导致管腔不规则,腔内常见有精子(图18-4)。

▲ 高倍

(1)黏膜层:上皮为假复层柱状上皮,表面有静纤毛,固有层为结缔组织。

(2)肌层:很厚,占管壁厚度的大部分。由内纵、中环、外纵三层平滑肌组成。

(3)外膜:由疏松结缔组织组成。

18.4　前列腺(prostate gland/prostate)(人　HE染色　切片号50)

▲ 肉眼

切面为锥形,锥底较密染色深,为被膜,其余为腺实质。

▲ 低倍

被膜的结缔组织中含较多的平滑肌纤维,并向腺实质内伸入形成支架。前列腺实质由大量腺泡组成,腺泡大小不等,许多皱襞向腔内突出,致管腔形态不规则。前列腺的特征性结构是有些腺泡腺腔中有前列腺凝固体,为大小不等、圆形或卵圆形、嗜酸性的均质性结构,若凝固体钙化则形成结石。本片取材于一青年,腺腔中未见凝固体,仅见淡红色的分泌物(图18-5)。

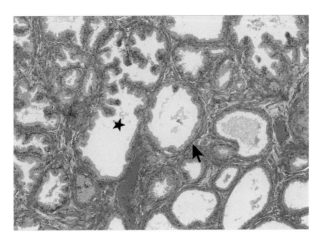

图18-5 前列腺 HE染色 低倍
★:腺泡 ↑:平滑肌

▲ 高倍

腺泡上皮为单层扁平、单层立方、单层柱状或假复层柱状上皮。部分腺腔中有密集的细胞团,为皱襞上皮的切面。腺泡间除结缔组织外,还有丰富的平滑肌,核呈长卵圆形或杆状,染色较淡。导管的上皮为单层柱状,与腺泡难区分。

【实验绘图】

睾丸生精小管(高倍)。

【练习题】

1. 光镜下辨认下列结构:生精小管,睾丸间质细胞,支持细胞,各级生精细胞,输出小管,附睾管。

2. 简述支持细胞、睾丸间质细胞的结构特点和功能。

(陈远华)

第 19 章
女性生殖系统

【实验目的】

1. 了解卵巢的一般结构；掌握卵巢各个发育阶段卵泡的结构特点。
2. 熟悉黄体的结构。
3. 掌握子宫内膜周期性变化及分泌期子宫内膜的结构特点。
4. 了解输卵管及乳腺的结构。

实验内容

19.1 卵巢(ovary)(兔 HE染色 切片号51)

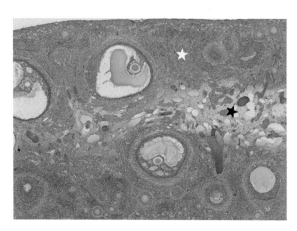

图 19-1 卵巢 HE染色 低倍 ☆:皮质 ★:髓质

▲ 肉眼

标本为卵圆形,为整个卵巢的切面。周边为皮质,可见许多大小不等的卵泡。中央结构疏松部分为髓质。

▲ 低倍

可见卵巢表面由一层扁平或立方形的上皮覆盖,上皮下白膜由致密结缔组织构成。卵巢实质可分为周围的皮质(含有许多不同发育阶段的卵泡)以及中央的髓质(由少量结缔组织、血管、神经等构成)(图19-1)。

▲ 高倍

观察的重点是皮质的各级卵泡,注意观察卵泡发育过程中的结构变化。

1. 原始卵泡

位于皮质浅层,数量多,体积较小;由中央一个大的初级卵母细胞和周围一层扁平的卵泡细胞组成。初级卵母细胞大而圆,核也大而圆,染色淡,核仁明显,胞质嗜酸性。卵泡细胞呈扁平形,包围在初级卵母细胞的周围,细胞的界限不易分清,只能见到染色较深的扁圆形细胞核(图19-2)。

2. 初级卵泡

体积较原始卵泡大。初级卵母细胞体积增大,卵泡细胞由单层扁平变成立方形(早期初级卵泡),进而变成柱状或复层(晚期初级卵泡)。卵母细胞和卵泡细胞之间可见一层均质性嗜酸性的膜,即透明带。随着卵泡细胞由单层变成复层,有一层柱状的卵泡细胞成放射状排列在卵母细胞周围,即放射冠。卵泡周围的结缔组织形成卵泡膜(图19-2)。

3. 次级卵泡

位于皮质深层,体积继续增大。卵母细胞体积增大。卵泡细胞间出现若干含红染的卵泡液的空腔,或合并成一个大的卵泡腔。卵泡细胞被分成两个部分,卵丘和颗粒层。卵丘为含卵母细胞并突入卵泡腔的结构,颗粒层是围绕卵泡腔的卵泡细胞,构成卵泡壁。切片中,部分卵泡看不到卵丘。(分析:为什么?)卵泡膜分为内外两层,内层紧贴颗粒层,结构疏松,富含血管和细胞。外层主要成分是胶原纤维,与周围组织无明显分界。卵母细胞周围的一层柱状卵泡细胞呈放射状排列,即放射冠(图19-3)。

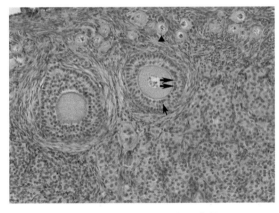

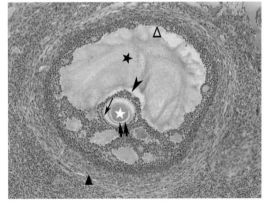

图19-2 卵巢 HE染色 高倍 　　　图19-3 卵巢次级卵泡 HE染色 高倍 ▲:卵丘
▲:原始卵泡 　↑↑:透明带 　↑:放射冠 　　　↑:放射冠 　↑↑:透明带 　☆:初级卵母细胞
　　　　　　　　　　　　　　　　　　　　　△:颗粒层 　▲:卵泡膜 　★:卵泡腔

4. 成熟卵泡

体积更大,明显向卵巢表面突出。透明带和放射冠更明显。卵泡腔很大,腔内充满卵泡液。颗粒层变薄,有时可见卵丘与颗粒层之间出现小腔隙。因存在时间短,故切片中不易找到。

5. 闭锁卵泡

可出现在卵泡发育的各阶段。在切片中闭锁卵泡的主要特征是卵母细胞消失,透明带皱缩。本片卵泡闭锁后卵泡膜细胞肥大变成上皮样细胞,形成不规则的细胞团索,其间结缔组织中有较多小血管,为间质腺。

6. 黄体

(1) 低倍:体积很大,其外有结缔组织被膜,与周围组织分界清楚(图19-4)。

(2) 高倍:含膜黄体细胞、粒黄体细胞和丰富的血管。粒黄体细胞体积大,染色较浅,数量多,多位于黄体中央。膜黄体细胞体积较小,染色深,数量较少,多位于黄体的周边部。有些部位的膜黄体细胞集中呈三角形伸入粒黄体细胞间(图19-5)。

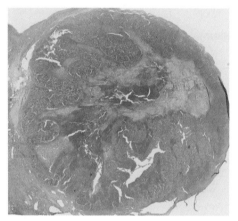 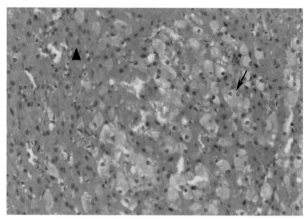

图19-4　黄体　HE染色　低倍　　　　图19-5　黄体　HE染色　高倍
　　　　　　　　　　　　　　　　　　　↑:粒黄体细胞　▲:膜黄体细胞

19.2　输卵管(oviduct)(人　横切面　HE染色　切片号52)

▲ 肉眼

输卵管的横切面略呈圆形,腔内皱襞较多,内面紫色部分为黏膜,周围红色部分为肌层。

▲ 低倍

管壁分为三层:黏膜层、肌层与浆膜层。皱襞特别发达为输卵管的特点,管腔几乎被分支的皱襞充满,只留一裂缝(图19-6)。

▲ 高倍

(1) 黏膜:上皮为单层柱状上皮。部分细胞为纤毛细胞,胞核呈圆形或椭圆形,染色较浅,细胞游离面有纤毛(如纤毛看不清,可根据核的特点来区别);部分细胞无纤毛,位于纤毛细胞之间,为分泌细胞,着色较深,胞核呈长椭圆形,染色也较深。固有层为致密结缔组织。

（2）肌层:由内环、外纵两层平滑肌组成,纵形肌排列很分散,其周围充满大量的结缔组织和血管。

（3）浆膜:由单层扁平上皮被覆在输卵管外面,与一般浆膜结构相同。

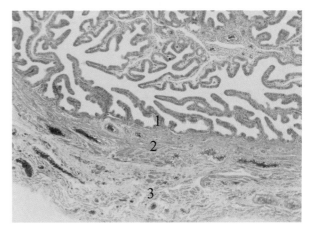

图19-6 输卵管 HE染色 低倍
1:黏膜 2:肌层 3:浆膜层

19.3 子宫(uterus)(人 HE染色)

子宫壁由内往外分成内膜、肌层和浆膜三层,其内膜发生周期性变化,是观察重点。

1. 增生期(proliferative phase)(切片号53)

▲ 肉眼

表面染成淡蓝色的一层是内膜,较薄。染成粉红色很厚的部分是肌层。

▲ 低倍

肌层由平滑肌束和结缔组织构成。内膜由上皮和固有层构成,固有层有子宫腺、血管和大量基质细胞(图19-7)。

▲ 高倍

（1）内膜:

① 上皮:为单层柱状上皮,少数细胞有纤毛。

② 固有层:有大量的梭形或星形的基质细胞和子宫腺。子宫腺是管状腺,腺上皮为单层柱状;在切片中能够看到子宫腺的各种切面,腺体

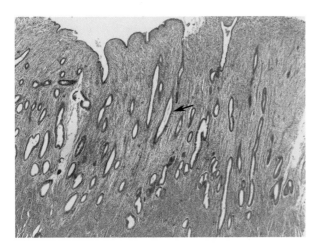

图19-7 子宫内膜(增生期) HE染色 低倍
↑:子宫腺

较小、腺腔狭窄、较直;多数腺腔内看不到分泌物。

(2) 肌层:很厚,由成束的平滑肌组成,肌束之间有少量的结缔组织。

(3) 外膜:浆膜,在部分切片中未能找到。

2. 分泌期(secretory phase)(切片号54)

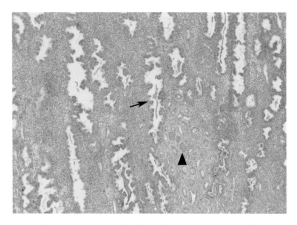

图19-8 子宫内膜(分泌期) HE染色 低倍
↑:子宫腺 ▲:螺旋动脉

▲ 肉眼

可分出蓝色的内膜和红色的肌层。

▲ 低倍

可见靠近肌层的为内膜基底层,有增生修复能力。基底层以上部分内膜为功能层。重点观察功能层。注意从内膜的厚度、腺体变化、间质和血管等方面与增生期比较。子宫分泌期与增生期的区别为以下几点(图19-8):

(1) 子宫内膜增厚。

(2) 子宫腺腺腔扩大,极度弯曲呈锯齿状,内有淡红色的分泌物。

(3) 基质较疏松,细胞间隙较大,为水肿现象。

(4) 螺旋动脉增多,伸展到内膜浅层,切片上该血管被切成串珠状圆圈样结构。观察时最好先在基底层找到,认识以后,再到功能层寻找。

▲ 高倍

基质细胞体积较大。内膜浅层有螺旋动脉分支形成的窦样毛细血管。

19.5 乳腺(mammary gland)(人 HE染色)

1. 静止期乳腺(resting mammary gland)(切片号55)

▲ 低倍

腺泡稀少,在大量的结缔组织中,有少量腺泡和导管,小叶内腺泡和导管两者较难以区分。有时可见管腔大而不规则,上皮为单层柱状的小叶间导管(图19-9)。

▲ 高倍

腺泡与小叶内导管的上皮为立方形或矮柱状。

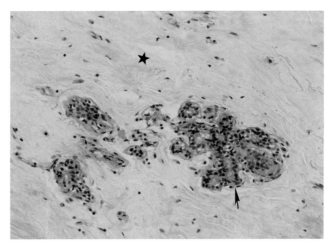

图 19-9　乳腺(静止期)　HE 染色　高倍
★:结缔组织　↑:腺泡

2. 活动期乳腺(lactating mammary gland)(切片号 56)

▲ 低倍

主要特点为大量的腺泡和少量的结缔组织,结缔组织将腺泡分为许多小叶。腺泡上皮的形态与其功能状态有关,一些腺泡上皮为高柱状,腔内不含或有少量的分泌物;一些腺泡上皮则为扁平状或立方形,腔内含有较多的分泌物(染成紫红色的乳汁)。由于乳腺各小叶处于不同的分泌时期,故各小叶腺泡细胞的形态不完全一致(图 19-10)。

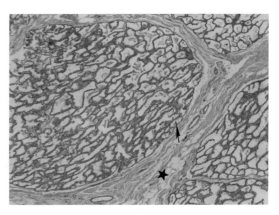

图 19-10　乳腺(活动期)　HE 染色　低倍
★:结缔组织　↑:腺泡

【实验绘图】

次级卵泡(低倍)。

【练习题】

1. 光镜下辨认以下结构:原始卵泡,初级卵泡,次级卵泡,子宫腺,螺旋动脉。
2. 叙述卵泡发育的四个阶段及典型次级卵泡的结构组成。
3. 简述分泌期子宫内膜的结构特点。

(陈远华)

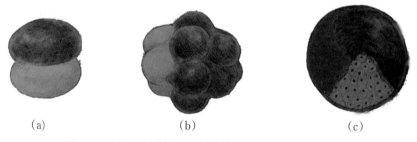

第20章 胚胎发生总论

【实验目的】

1. 掌握胚泡的形成;植入部位;子宫蜕膜的分部;三胚层胚盘的形成;胎膜与胎盘的组成。

2. 熟悉三胚层的分化;绒毛膜、卵黄囊、羊膜、尿囊和脐带的形成及功能。

3. 了解植入的过程与条件。

▌实 验 内 容▐

20.1 人胚胎早期发育(模型1~4)

1. 卵裂和胚泡形成(模型1,图20-1)

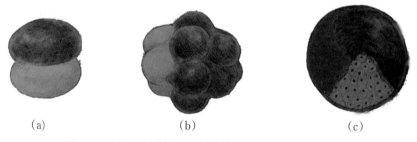

　　(a)　　　　　　　　(b)　　　　　　　　(c)

图20-1　(a)二细胞期　(b)桑椹胚　(c)胚泡　(模型1)

(1)受精的地点在输卵管壶腹部。受精卵一旦形成,便开始一边向子宫腔方向移行,一边进行卵裂;通过卵裂,受精卵依次经历二细胞期、四细胞期和八细胞期;早期卵裂过程中,胚外侧始终有透明带包裹。

(结合模型思考卵裂有何特点?)

(2)受精的第3天,卵裂球的数目达到12~16个,共同组成一个实心胚,外观如桑椹,为桑椹胚。

(3)受精的第4天,桑椹胚的细胞继续分裂,卵裂球数目达到100个左右,继而胚中央出现一大腔,透明带开始溶解,胚呈囊泡状,为胚泡;胚泡中的大腔为胚泡腔,胚泡壁由单层细胞构成,即滋养层(绿色),胚泡腔内一侧有一团细胞,即内细胞群(粉红色)。

（思考：人体本身是由胚泡中哪个结构分化而来？）

2. 植入（模型2，图20-2）

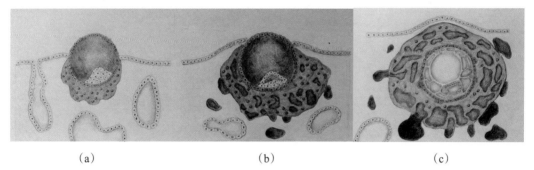

　　　　（a）　　　　　　　　　　（b）　　　　　　　　　　（c）
图20-2　（a）植入早期　（b）植入晚期　（c）植入完成　（模型2）

　　胚泡形成时，其位置也刚好到达宫腔，接下来胚泡要和子宫内膜靠近、贴附，将子宫内膜上溶蚀出一个缺口，胚泡陷入其中，最终把自己埋入到子宫内膜，此过程为植入（植入早期、植入晚期、植入完成）。植入过程中，胚泡中的三个结构都发生一系列变化。

　　（1）滋养层演变：植入过程中，滋养层细胞演化为内、外两层；内层由单层立方细胞组成，为细胞滋养层（深绿色）；外层细胞互相融合，细胞界限消失，为合体滋养层（浅绿色）。细胞滋养层通过分裂使细胞数目不断增多，并补充、融入到合体滋养层；随后合体滋养层内出现许多小腔隙，为滋养层陷窝，其内充满母体血液。

　　（2）内细胞群演变：在第2周植入过程中，内细胞群的细胞增殖分化，逐渐形成由上、下两个胚层构成的二胚层胚盘；上胚层为一层柱状细胞（蓝色），下胚层为一层立方细胞（黄色）；两个胚层紧贴，中间隔以基膜。二胚层胚盘是人体发生的原基，在受精后的第2周末形成。

　　继之，在上胚层与滋养层之间出现一个腔隙，为羊膜腔（白色）；下胚层下方也出现一个大囊，为卵黄囊（黄色）。

　　（3）胚泡腔演变：胚泡腔被松散分布的细胞和细胞外基质填充，形成胚外中胚层（橙色）；继而胚外中胚层内出现腔隙，后融合成一个大腔，为胚外体腔；胚外中胚层被胚外体腔分隔为内外两部分。

　　（请结合植入的过程，思考影响植入的因素有哪些？）

3. 体蒂和绒毛膜的形成（模型3，图20-3）

　　胚外中胚层被胚外体腔分隔为内外两部分，内侧的胚外中胚层包绕着胚盘、羊膜腔和卵黄囊，靠体蒂与滋养层细胞相连；外侧的胚外中胚层连同其外的细胞滋养层、合体滋养层共同构成绒毛膜。胚胎早期，绒毛膜表面的绒毛是均匀分布的。

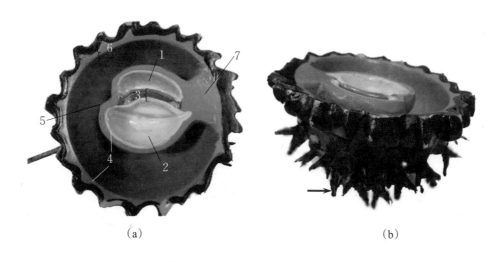

（a） （b）

图20-3 （a）第3周胚正面观 （b）第3周胚侧面观 （模型3）

1:羊膜腔 2:卵黄囊 3:三胚层胚盘 4:胚外中胚层 5:胚外体腔 6:绒毛膜 7:体蒂 ↑:绒毛

4. 三胚层的形成（模型4, 图20-4）

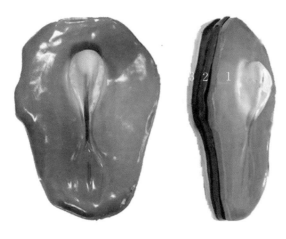

图20-4 1:外胚层 2:中胚层 3:内胚层 （模型4）

（1）原条出现:受精后的第3周初,上胚层一端中线上,部分细胞增殖较快,形成一纵形细胞索,为原条;原条往下凹陷,形成原沟。原条的出现带来两个重要意义,第一个意义是决定胚胎发育的头尾方向,出现原条的一端为胚体尾端,另一端为头端;第二个意义是带来了上、下两个胚层之间的第三个胚层。

（2）三胚层胚盘形成:原沟底部细胞在上、下两个胚层之间扩展填充,形成胚内中胚层,简称中胚层(红色);另一部分原沟底部细胞进入下胚层,将下胚层细胞全部置换,此时下胚层改称为内胚层(黄色),上胚层改称为外胚层(蓝色);至此,在受精后的第3周末,三胚层胚盘形成,三个胚层的细胞均来源于外胚层。

三胚层胚盘形成后,由于胚层各部分生长速度差异,胚盘边缘向腹侧卷折并在脐部汇合,最终形成头大尾小的圆柱状胚体;胚体凸入羊膜腔,外胚层包于胚体外表,内胚层卷折到胚体内部,形成头尾方向的原始消化管;体蒂和卵黄囊于胚体腹侧中心合并,外包羊膜,形成原始脐带。

20.2　胎儿、胎盘、胎膜与母体子宫关系(模型5,图20-5)

1. 蜕膜形成

胚泡植入后,子宫内膜改称为蜕膜(粉色),根据蜕膜与胚的位置关系,将其分为三部分:位于胚深面的为基蜕膜,覆盖在胚宫腔侧的为包蜕膜,其余部位的为壁蜕膜。

2. 绒毛膜的演变

绒毛膜由胚外中胚层、细胞滋养层与合体滋养层组成。胚胎早期,绒毛膜表面的绒毛是均匀分布的;之后,由于包蜕膜侧血供匮乏,与之相邻的绒毛膜表面绒毛逐渐退化、消失,形成表面光滑的平滑绒毛膜;而基蜕膜侧血供充足,与之相邻的绒毛膜处绒毛反复分支,生长茂密,演变为丛密绒毛膜;丛密绒毛膜与深部的基蜕膜共同组成胎盘。

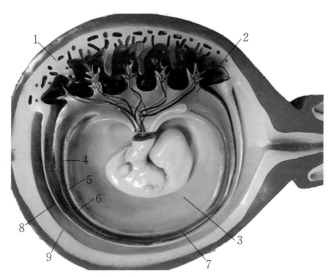

图20-5　妊娠子宫剖面观 (模型5)

1:基蜕膜　2:丛密绒毛膜　3:羊膜腔　4:胚外中胚层
5:胚外体腔　6:平滑绒毛膜　7:包蜕膜　8:子宫腔　9:壁蜕膜

3. 子宫腔的变化

随着胚胎的发育增长及羊膜腔的不断扩大,羊膜、平滑绒毛膜和包蜕膜进一步凸向子宫腔,最终与壁蜕膜融合,子宫腔消失。

4. 模型5

自基蜕膜往壁蜕膜方向,依次有九层结构,分别为:基蜕膜、丛密绒毛膜、羊膜腔、胚外中胚层(红色)、胚外体腔、平滑绒毛膜、包蜕膜、子宫腔、壁蜕膜。

20.3　胚胎实物标本

观察各发育阶段的正常胚胎标本、各种畸形胎儿标本及正常成熟的胎盘标本等。

【实验绘图】

胚泡。

【练习题】

1. 请辨认以下模型结构:胚泡,三胚层胚盘,胚外中胚层,卵黄囊,羊膜,丛密绒毛膜,平滑绒毛膜,基蜕膜,包蜕膜,壁蜕膜。

2. 叙述内、中、外胚层分化形成的主要组织、器官。

3. 简述胎膜、胎盘的组成及功能。

(谢芬芬)

第21章

颜面和四肢的发生

【实验目的】

1. 了解鳃弓的发生，熟悉颜面的形成和腭的发生。
2. 掌握常见颜面畸形发生原因。

实 验 内 容

21.2 颜面形成（模型1~3）

1. 模型1（图21-1）

胚胎发育第4～5周时，头部两侧间充质增生，形成左右对称的6对柱状隆起，即为鳃弓，前4对鳃弓明显。第一鳃弓腹侧部分支而成1对上颌突、1对下颌突。胚胎发育第4周时，颜面部有5个突起，即1个额鼻突，1对上、下颌突，被围在中央的凹陷即口凹（原始口腔）。

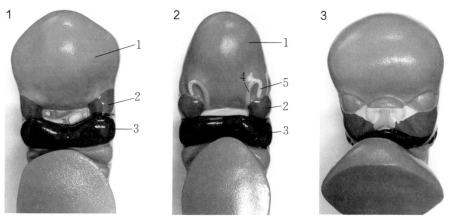

图21-1 胚颜面形成正面观 （模型1~3）

1：额鼻突　2：上颌突　3：下颌突　4：内侧鼻突　5：外侧鼻突

2. 模型2（图21-1）

在额鼻突下缘两侧，局部外胚层增生形成鼻板，鼻板中央凹陷形成鼻窝，鼻窝内侧的突起称为内侧鼻突；鼻窝外侧的突起称为外侧鼻突。此时，颜面部有9个突起：即1个额鼻突、1对上颌突、1对下颌突、1对内侧鼻突（红色）、1对外侧鼻突（白色）。

3. 模型3（图21-1）

9个突起向中线方向生长、愈合，形成颜面。左右下颌突发育成下颌和下唇；左右内侧鼻突彼此靠拢，向下方迁移与上颌突愈合形成人中和上唇中部；左右外侧鼻突发育形成鼻外侧壁和鼻翼；额鼻突的上部发育形成前额，下部形成鼻梁和鼻尖。

（试问：唇裂、面斜裂发生的原因是什么？）

眼最初发生于额鼻突的外侧，两眼相距较远，由于颅脑发育增大及颜面形成过程中向中央生长，两眼也向中线靠近。

外耳道由第一鳃沟演变而来，鳃沟周围组织增生形成外耳廓，第一鳃沟对应的鳃膜演变为鼓膜。

21.2 腭的发生（模型4~5，图21-2）

腭的发生有二个来源：正中腭突和外侧腭突。正中腭突是左右内侧鼻突愈合后向原始口腔生长的一短小突起；外侧腭突是左右上颌突向原始口腔生长的一对扁平突起。左右外侧腭突向中线方向生长、愈合，形成腭大部分，其前缘与正中腭突愈合。腭的发育将原始口腔与原始鼻腔分隔开，形成永久性口腔和鼻腔。

（思考：哪些原因可导致腭裂？）

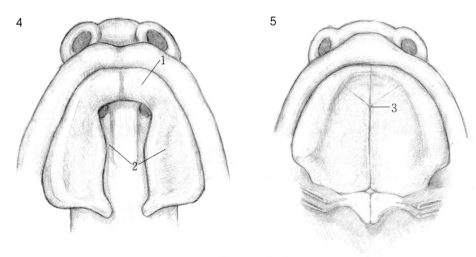

图21-2 腭的发生 （模型4~5）
1：正中腭突 2：侧腭突 3：门齿孔

【练习题】

1. 请在模型上指认颜面形成的9个隆起。

2. 试述颜面常见畸形及形成原因。

（吕正梅）

第22章

消化系统和呼吸系统的发生

【实验目的】

1. 掌握咽囊的演变。
2. 熟悉消化系统发生的原基、发生过程及先天性畸形。
3. 了解呼吸系统发生的原基及发生过程。

◀实 验 内 容▶

22.1 原始消化管和咽囊的发生(模型1,图22-1)

人胚第3~4周,三胚层胚盘逐渐卷折为圆柱状胚体,内胚层卷入体内形成头尾方向的封闭管道,即原始消化管。原始消化管中段称为中肠,其头段和尾段分别为前肠和后肠。

前肠头端膨大形成原始咽,呈左右宽、背腹扁、头端粗、尾端细的扁漏斗状。原始咽两侧壁有5对囊状突起,称咽囊,分别与其外侧的5对鳃沟相对。第1对咽囊外侧份演化为中耳鼓室,内侧份演化为咽鼓管。第2对咽囊演化为腭扁桃体。第3对咽囊背侧份演化为下一对甲状旁腺,腹侧份演化为胸腺原基。第4对咽囊分化为上一对甲状旁腺。第5对咽囊分化为滤泡旁细胞。

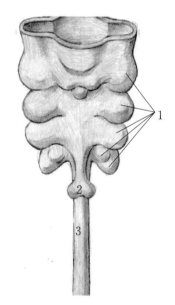

图22-1 原始消化管 (模型1)
1:咽囊 2:肺芽 3:食管

22.2 原始消化管的早期演变(模型2,图22-2)

前肠主要分化成咽、食管、胃、十二指肠上段、肝、胆、胰以及喉以下的呼吸系统;中肠主要分化成从十二指肠中段至横结肠的右2/3;后肠主要分化成从横结肠的左1/3至肛管上段的肠管及膀胱和尿道的大部分。

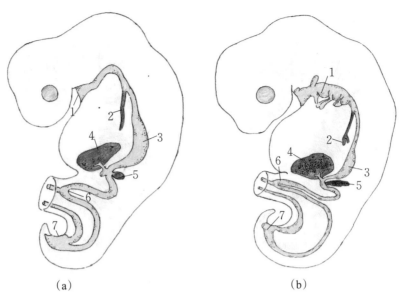

图22-2　原始消化管的早期演变（模型2）

（a）1:口咽膜　2:喉气管憩室　3:胃　4:肝　5:胰　6:中肠袢　7:泄殖腔膜

（b）1:咽囊　2:肺芽　3:胃　4:肝　5:胰　6:中肠袢　7:泄殖腔

22.3　中肠的演变过程（模型3，图22-3）

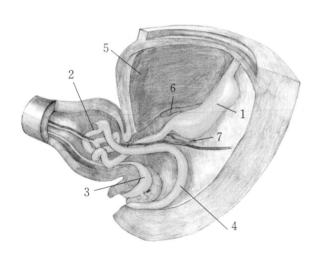

图22-3　中肠的演变（模型3）　1:胃　2:中肠袢
3:尿生殖窦　4:原始直肠 5:肝　6:胆囊　7:胰

中肠形成一凸向腹侧的"U"形弯曲，称中肠袢。肠袢顶部与卵黄蒂通连，以卵黄蒂为界，肠袢头侧段为肠袢头支，尾侧段为肠袢尾支。肠袢生长迅速，第6周时突入脐腔形成生理性脐疝，并在生长过程中逆时针旋转共270°，于第10周时退回腹腔。头支演化为空肠和回肠的大部分；尾支演化为回肠末端部分和横结肠的右2/3。尾支上出现一囊状突起，称盲肠突，为大肠和小肠的分界线，是盲肠和阑尾的原基。

（思考：先天性脐疝形成的原因？）

22.4　泄殖腔的分隔(模型 4,图 22-4)

泄殖腔是后肠末端的膨大部分,腹侧与尿囊相连,尾端以泄殖腔膜封闭。尿直肠隔将泄殖腔分隔为背腹两份,腹侧份称尿生殖窦,主要分化为膀胱和尿道;背侧份为原始直肠。泄殖腔膜也被分为腹侧份的尿生殖膜和背侧份的肛膜。至第 8 周末,肛膜破裂,肛管相通。

22.5　气管和肺的发生

人胚第 4 周时,原始咽的尾侧腹面正中出现一纵行浅沟,称喉气管沟。此沟逐渐变深并从尾端向头端愈合,形成喉气管憩室,与食管之间隔以气管食管隔。喉气管憩室呈长形盲囊,开口于咽,其上部发育为喉,下部发育为气管,末端增大并分成左右两支,称肺芽,是支气管和肺的原基(见模型 1)。

(思考:气管食管瘘形成原因?)

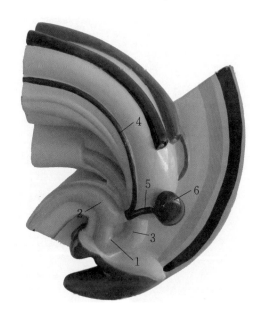

图 22-4　泄殖腔的分隔　(模型 4)
1:泄殖腔　2:尿生殖窦　3:原始直肠
4:中肾管　5:输尿管芽　6:后肾

【实验绘图】

咽囊。

【练习题】

1. 请在模型上辨认以下结构:原始咽,咽囊,泄殖腔,原始直肠,尿生殖窦,喉气管憩室,肺芽。

2. 试述咽囊的演变。

3. 肝和胰的原基是什么? 呼吸系统的原基是什么?

(王盛花)

第23章 泌尿系统和生殖系统的发生

【实验目的】

1. 掌握后肾的发生。
2. 掌握泌尿系统发生的常见畸形。
3. 熟悉男、女性生殖管道的发生与演变。
4. 掌握生殖系统发生的常见畸形。
5. 了解尿生殖窦的形成、膀胱和尿道的发生。

▌实 验 内 容 ▐

23.1 尿生殖嵴的发生（模型1,图23-1）

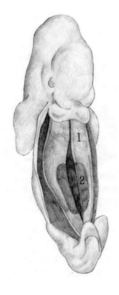

图23-1 尿生殖嵴的发生（模型1）
1:中肾嵴 2:生殖腺嵴

此模型能够看见沿脊柱两旁形成左右对称的一对纵行隆起,称尿生殖嵴,它是泌尿生殖系统发生的原基。尿生殖嵴中部出现一条纵沟,将其分成外侧的粗而长的中肾嵴及内侧细而短的生殖腺嵴。

23.2 中肾、后肾、生殖腺的发生（模型2,图23-2）

此模型是胚体的横断面。

正面观察突向腹腔内的一对纵行的隆起是尿生殖嵴,包括中肾嵴和生殖腺嵴。中肾嵴内有弯曲的中肾小管,中肾小管内侧端膨大凹陷形成肾小囊。生殖腺嵴内能够清晰地看见初级性索和原始生殖细胞。在H-Y抗原的影响下,生殖腺分化为睾丸;若无H-Y抗原,生殖腺向卵巢方向分化。

侧面观察在尿生殖嵴的侧面有纵行的中肾管,中肾小管外侧端通入中肾管。中肾管末端通入尿生殖窦,在其末端近尿生殖窦处向背侧头端发出一盲管——输尿管芽,输尿管芽是输尿管、肾盂、肾盏和集合小管的原基。输尿管芽诱导中肾嵴尾端的中胚层组织形成生后肾原基,二者共同形成后肾,即永久性肾。后肾最初位于盆腔,之后肾移至腰部。

（思考：马蹄肾和多囊肾形成的原因？）

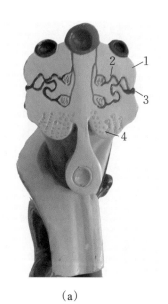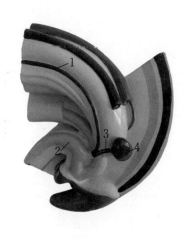

（a）　　　　　　　　　　　　　　　（b）

图23-2　中肾、后肾、生殖腺的发生　（模型2）

（a）中肾嵴和生殖腺嵴的发生（正面观）　　　（b）中肾嵴和生殖腺嵴的发生（侧面观）

1:中肾嵴 2:中肾小管 3:中肾管 4:生殖腺嵴　　　1:中肾管 2:尿生殖窦 3:输尿管芽 4:后肾

23.3　生殖管道的发生（模型3，图23-3）

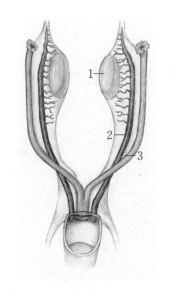

在此模型上能够看到两套生殖管道：一套是中肾管；另一套是中肾旁管。中肾旁管头端呈漏斗形，并开口于腹腔，左右中肾旁管中段弯向内侧并越过中肾管的腹面，在中线处合并一个管状结构，末端为盲端突入尿生殖窦的背侧壁，形成窦结节。中肾管开口于窦结节的两侧。若生殖腺分化为睾丸，中肾管分化为附睾管、输精管、射精管和精囊。若生殖腺分化为卵巢，中肾管退化，中肾旁管分化为输卵管、子宫和阴道穹隆部。

（思考：联系生殖腺的发生，叙述隐睾形成的原因？）

【练习题】

1. 请在模型上辩认以下结构:尿生殖嵴,中肾嵴,生殖腺嵴,中肾小管,中肾管,后肾,中肾旁管。

2. 输尿管芽和生后肾组织各形成肾的哪些结构？

3. 试述生殖腺的分化和两套生殖管道的演变。

图23-3　生殖管道的发生　（模型3）

1:生殖腺　2:中肾管
3:中肾旁管　4:窦结节

（王盛花）

第24章

心血管系统的发生

【实验目的】

1. 了解心脏的发生和心管的形成。
2. 掌握心脏内部的分隔。
3. 掌握心脏发生常见畸形:房间隔缺损、室间隔缺损、法洛四联症和动脉导管未闭等。

【实 验 内 容】

心脏发生的模型:本套模型共11个,观察了解人胚心脏发生过程,包括心脏外形演变和心脏内部分隔。

24.1 心脏外形演变(模型1~5)

1. 模型1(图24-1)

此时,生心板形成的一对心管,随着胚盘的卷折已融合形成一条心管。模型中的心包腔及心背系膜等均未显示出来。由于心管各段生长速度的不同,心管上出现三个膨大,由头端至尾端依次为心球、心室和心房。心球头端与动脉干相连,动脉干上接着第一对弓动脉,心房尾端为静脉窦(蓝色),分为左右两角。

(请思考:它分别接受哪几条静脉回流的血液?)

由于心管生长速度比心包快,导致心管无法伸直发展而出现弯曲。心球和心室之间出现"U"形弯曲——称为球室袢。随后心管进一步生长和转位,心房逐渐移向心室背侧(此模型中弯曲尚未到位,故心管的"S"形弯曲不明显)。

从心管的背面观察:静脉窦尚未从原始横隔中游离出来。

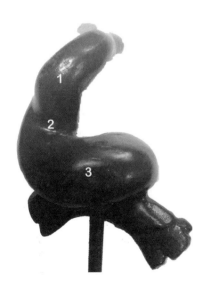

图24-1 腹侧面观 (模型1)
1:心球 2:心室 3:心房

2. 模型2(图24-2)

在该模型上观察,心管仍在继续生长和转位。

从心管腹侧面由头端至尾端依次观察:动脉干的头端已经出现第一、二对弓动脉;心球弯向腹侧的右下方;心室位于下方偏左;而心房位于心室的背侧。

从心管的背面观察:静脉窦已经逐渐从原始横隔中游离出来。静脉窦左右角更加明显。

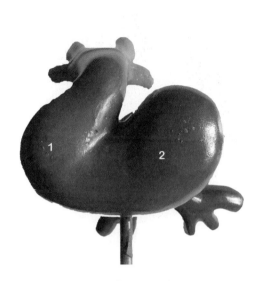 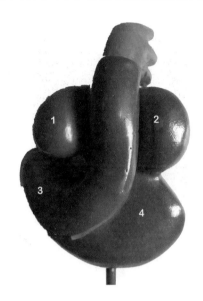

图24-2 腹侧面观 (模型2)   图24-3 腹侧面观 (模型3)
1:心球 2:心室   1:右心房 2:左心房 3:右心室 4:左心室

3. 模型3(图24-3)

此模型上心管已经弯曲呈"S"形,初步具备成体心脏外形。从心管腹侧面由头端至尾端依次观察:动脉干的头端有3对弓动脉(第三、四和第六对),弓动脉腹侧是动脉囊。动脉干与心球呈管状,心球尾端与心室之间有一浅沟——即球室沟。心房位于动脉干背侧,并且向左右两侧膨出;心室与心房之间可见较深的房室沟。

从心管的背面观察:静脉窦位于心房背侧,在静脉窦横部可见卵黄静脉及脐静脉的断面。

4. 模型4(图24-4)

该模型的外形与模型3相似,但弓动脉、动脉囊及部分动脉干已被切除。心球的尾端及心室的腹侧,部分被切除,通过被切除的部位可以观察到此时的心脏内部尚未进行分隔。

5. 模型5(图24-5)

该模型类似人胚发育第5周初的心脏,此时的心脏已经具备成体心脏的外形。

从心脏腹侧面观察:心球尾端已经被融入心室,形成原始右心室,而原来的心室形成原始左心室;左、右心室之间的表面有一浅沟——即室间沟。心室与心房间的房室沟清晰可见。

从心脏背面观察:静脉窦右角较大,有上腔静脉和下腔静脉通入。在静脉窦横部上方有一条肺静脉(粉红色)通入原始左心室,其远端分为左、右两支。

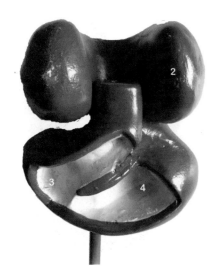 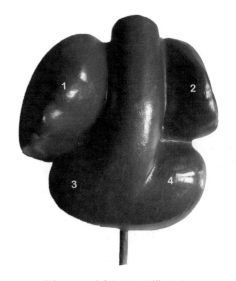

图 24-4　腹侧面观（模型4）　　　　　　图 24-5　腹侧面观（模型5）
1:右心房　2:左心房　3:右心室　4:左心室　　1:右心房　2:左心房　3:右心室　4:左心室

24.2　心房、心室内部分隔(模型 6~8)

1. 模型 6 (图 24-6)

从心脏腹侧面观察:

(1) 房室管的分隔:此模型中可见在心房和心室交界处有一狭窄的通道——即房室管,在它的腹侧壁和背侧壁正中各有一隆起——即为腹、背侧心内膜垫(红色),左、右房室管口的组织已经开始增生。

(思考:其以后将形成什么结构?)

(2) 心房的分隔:观察心房,可见心房的背侧壁正中有一隔膜,向着心内膜垫方向生长——此为第一房间隔(蓝色),在第一房间隔与心内膜垫间有一孔——此为第一房间孔。右心房背侧壁上可见上、下腔静脉的入口。左心房背侧头端有肺静脉的入口。

(3) 心室的分隔:观察心室,可见心室底壁组织已经开始向上(向着心内膜垫)凸起,形成室间隔的肌部,其游离缘与心内膜垫之间有一较大的孔——这里将形成室间孔。

从心脏背面观察:

可见通入静脉窦右角的上腔静脉、下腔静脉、退化的静脉窦左角、冠状窦以及两条肺静脉。

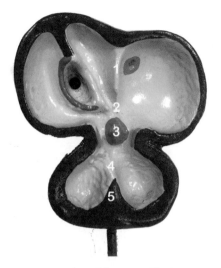
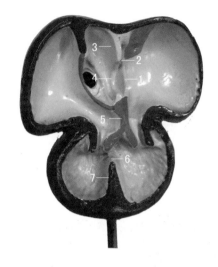

图24-6 腹侧面观 (模型6)   图24-7 腹侧面观 (模型7)

1:第一房间隔　2:第一房间孔   1:第一房间隔　2:第二房间孔　3:第二房间隔

3:心内膜垫　4:室间孔　5:室间隔肌部   4:卵圆孔　5:心内膜垫　6:室间孔　7:室间隔肌部

2. 模型7 (图24-7)

从心脏腹侧面观察:

(1) 房室管的分隔:此时房室管背、腹心内膜垫已融合,将房室管分为左房室孔和右房室孔;左、右房室孔处已经分别形成了二尖瓣和三尖瓣。

(2) 心房的分隔:第一房间隔下方的第一房间孔已经封闭,在其上方又出现一孔——此为第二房间孔。第一房间隔的右侧已长出一隔膜——即为第二房间隔(黄色),此隔下方留有一孔——即卵圆孔。右心房可见上、下腔静脉的入口,左心房内可见一个肺静脉分入口。

(3) 心室的分隔:室间隔肌部继续向心内膜垫方向生长,在其与心内膜垫之间留有一孔——即室间孔。

(思考:该孔以后如何封闭?)

从心脏背面观察:

可见上腔静脉、下腔静脉和冠状窦;肺静脉左、右属支已经各分为两支。

3. 模型8 (图24-8)

此模型相当于第8周人胚心脏,心脏内部分隔已完成。

从心脏腹侧面观察:

(1) 左、右房室孔处可见发育较完善的二尖瓣和三尖瓣。

(2) 观察心房,区分第一房间隔(蓝色)和第二房间隔(黄色);从右心房侧可观察到卵圆孔和卵圆孔瓣,右心房背侧壁可见下腔静脉瓣。从左心房侧可见第二房间孔,左心房背侧壁的四个肺静脉入口。

（3）观察心室,室间孔已由室间隔壁封闭(请思考:它是由哪几个来源的组织形成?),左心室和右心室被完全分隔。

从心脏背面观察:

静脉窦右角已经被吸收并入右心房,形成永久性右心房光滑部。静脉窦左角远端形成一根静脉——即左房斜静脉(由冠状窦走向左心房),近端形成冠状窦,由冠状窦向下走行的一条静脉为心中静脉。肺静脉的根部及左、右属支均被吸收并入左心房,因此有4条肺静脉直接开口于左心房。

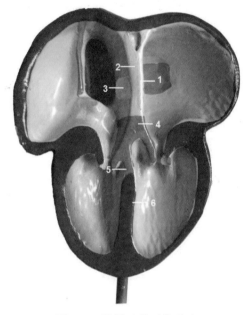

图24-8　腹侧面观　(模型8)

1:第一房间隔　2:第二房间隔　3:卵圆孔

4:心内膜垫　5:室间隔膜部　6:室间隔肌部

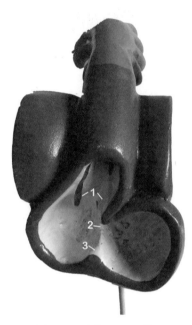

图24-9　腹侧面观　(模型9)

1:球嵴　2:室间孔　3:室间隔肌部

24.3　心球、动脉干分隔(模型9~11)

在以下模型中,心室及心球的腹侧面、心房的左右侧面已均被切除。

1. 模型9 (图24-9)

从心脏腹侧面观察:

（1）可见动脉干头端的动脉囊和它发出的第三、四、五对弓动脉以及第六对弓动脉。

（2）心室和心球腹侧面被切除,在心室内可见室间隔肌部和较大的室间孔。

（3）心球内可见相对生长的左、右球嵴。

（4）左心房内观察可见第一房间隔和第一房间孔。

从心脏背面观察：

可见通入静脉窦右角的上、下腔静脉，静脉窦左角，冠状窦和两条肺静脉。

2. 模型10 (图 24-10)

弓动脉及部分动脉干被切除。

从心脏腹侧面观察：

（1）一对左、右动脉干嵴和一对左、右球嵴相互连续，呈对向生长，螺旋状走行。

（2）心室的分隔已经完成。

（3）从左心房向内观察可见第一房间隔及已经变小的第一房间孔，在它的上部有若干小孔。从右心房内观察可见第二房间隔已开始形成。

从心脏背面观察：

上、下腔静脉较前一个模型增粗，冠状窦和肺静脉同前。

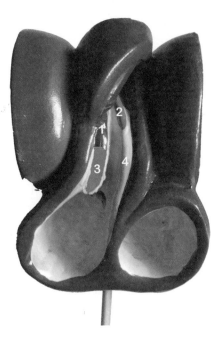

图 24-10　腹侧面观 （模型 10）

1：右侧动脉干嵴　2：左侧动脉干嵴

3：右侧球嵴　4：左侧球嵴

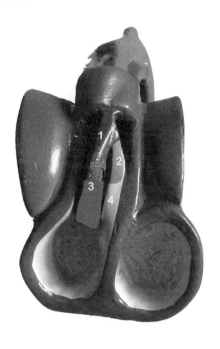

图 24-11　腹侧面观 （模型 11）

1：右侧动脉干嵴　2：左侧动脉干嵴

3：右侧球嵴　4：左侧球嵴

3. 模型11 (图 24-11)

从心脏腹侧面观察：

（1）头端有主动脉弓和一对背主动脉。

（2）动脉干嵴和球嵴已经合并形成一螺旋状走行的嵴——即主动脉肺动脉隔,此隔将动脉干与心球分成肺动脉干和升主动脉(并列而又相互缠绕)。肺动脉与右心室相通,主动脉和左心室相通。左侧的肺动脉与左背主动脉相连——动脉导管。

（思考:如果主动脉、肺动脉隔分隔不均会出现哪些畸形?）

（3）心室已经被完全分隔,注意观察室间隔膜部,你能说出室间隔膜部的来源吗?

（4）从左心房向内观察可见二尖瓣、第一房间隔和第二房间孔。从右心房向内观察可见三尖瓣、已发育完善的第二房间隔和卵圆孔;上、下腔静脉共同通入右心房以及其入口处的静脉瓣。

（思考:你知道在胚胎期右心房的血液为什么会进入左心房吗?）

从心脏背面观察:

上、下腔静脉,冠状窦和肺静脉同前。

【实验绘图】

原始心房分隔。

【练习题】

1. 在模型上指出第一房间隔、第一房间孔、第二房间孔、第二房间隔、卵圆孔、心内膜垫、室间孔以及室间隔肌部。

2. 结合心脏发生过程简述心房、心室、心球和动脉干分隔异常所产生的畸形及原因。

3. 何谓法洛四联症? 其发生的主要原因是什么?

（李　红）

填 图 练 习

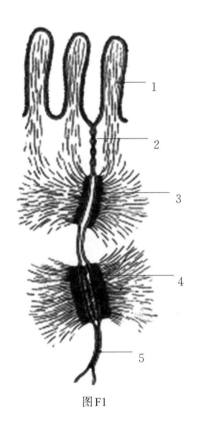

图 F1

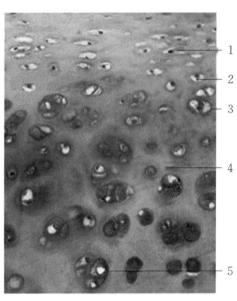

图 F2

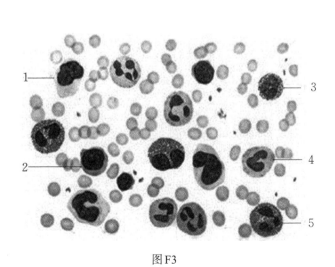

图 F3

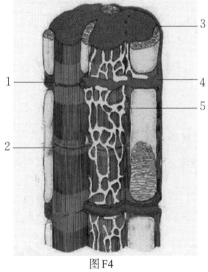

图 F4

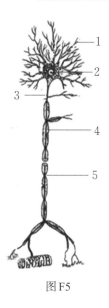

图 F5

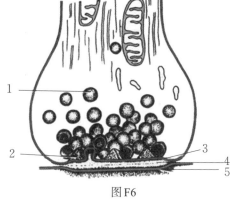

图 F6

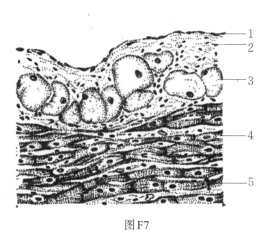

图 F7

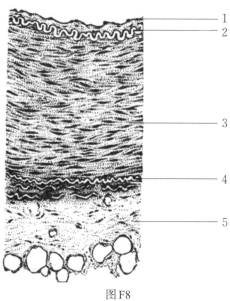

图 F8

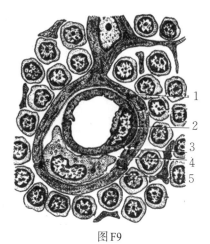

图 F9

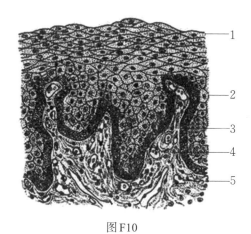

图 F10

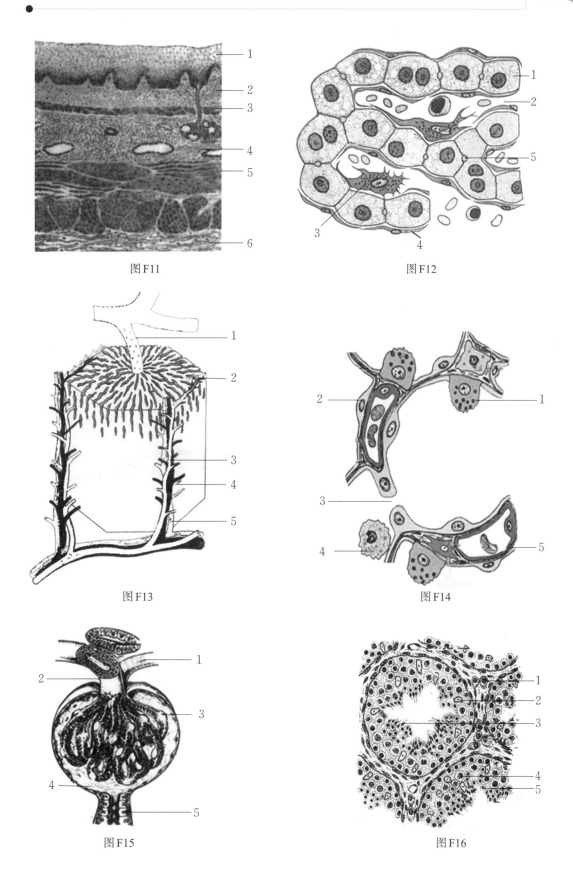

图 F11

图 F12

图 F13

图 F14

图 F15

图 F16

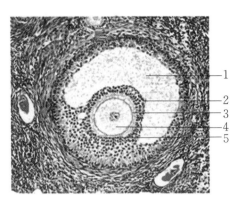

图 F17

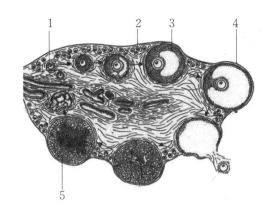

图 F18

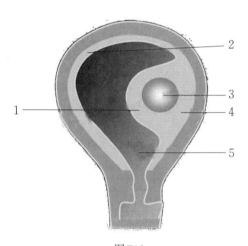

图 F19

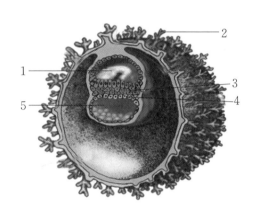

图 F20

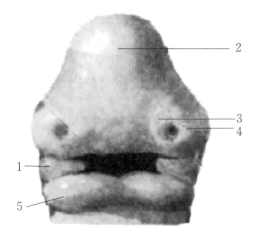

图 F21

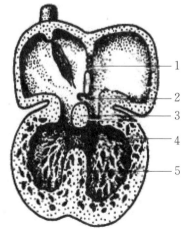

图 F22